Olfato y gusto

SABERES

El presente texto es parte de la serie SABERES,
iniciativa de la Rectoría de la Universidad de Chile,
orientada a la *difusión científica*.
Editor General: Jorge Martínez W.

612.86
N973o Núñez Parra, Alexia.
Olfato y gusto: biología, sabores y sinsabores /
Alexia Núñez Parra y Juan Bacigalupo Vicuña;
Ilustraciones: Felipe Avello.
– 1a. ed. – Santiago de Chile: Universitaria, 2022.
116 p.: il. col.; 13,5 x 21,5 cm. – (Saberes)
Referencias: p. 115-116.

ISBN Impreso: 978-956-11-2982-5
ISBN Digital: 978-956-11-2983-2

1. Sentidos. 2. Sistemas sensoriales. 3. Olfato. 4. Gusto.
I. t. II. Bacigalupo Vicuña, Juan Domingo. III. Avello, Felipe, il.

Texto compuesto en tipografía *Palatino LT Std* 11/13

Se terminó de imprimir esta
PRIMERA EDICIÓN
en los talleres de Eclipse Impresores JR,
Bio Bío 565/569, Santiago de Chile,
en octubre de 2022.

DIAGRAMACIÓN
Yenny Isla Rodríguez

DISEÑO DE PORTADA
Matías Contarino

www.universitaria.cl

IMPRESO EN CHILE / PRINTED IN CHILE

Alexia Núñez Parra y Juan Bacigalupo Vicuña

Olfato y gusto
Biología, sabores y sinsabores

Ilustraciones: Felipe Avello

Departamento de Biología, Facultad de Ciencias

UNIVERSIDAD
DE CHILE

Editorial Universitaria

Índice

Prólogo

Una de las características más notables de los seres vivos es su capacidad de relacionarse de manera muy fluida y eficaz con su medioambiente. Esta propiedad es vital para todas las especies, desde las más elementales, como las bacterias, hasta las más complejas, como el ser humano, debido a que de ella depende su existencia. Los organismos son capaces de percibir todos aquellos factores externos que les sean relevantes para mantener su integridad de modo de poder reaccionar adecuadamente ante los cambios que ocurran en su medio. Esto es posible debido a que están dotados de sistemas sensoriales, que en nosotros son la visión, la audición, el tacto, el gusto y el olfato.

La presente obra revela en qué medida aportan a nuestra existencia y a la de otros seres vivos, y cómo funcionan, los llamados sentidos químicos: el olfato y el gusto. Este es un breve libro de divulgación, relativamente simple y moderno escrito en nuestro idioma, algo que no existe en nuestro medio y, hasta donde tenemos conocimiento, en ningún otro lugar de habla hispana. Es un libro asequible que puede ser utilizado para la enseñanza media y universitaria, y además para satisfacer la curiosidad de personas con interés en los fenómenos biológicos. También puede ser aprovechado por profesionales que utilicen estos sentidos químicos en su quehacer, como aquellos que trabajan en la industria gastronómica, vitivinícola o la que busca generar experiencias a través de los olores, como la perfumería o aromatizantes ambientales. La literatura ofrece una cantidad de textos de estudio que tratan estos fenómenos, pero son más especializados, en general en inglés y de difícil acceso por su costo y su falta de disponibilidad en nuestro país. Además, muchos de esos libros están obsoletos respecto a los últimos avances del campo, cuya dinámica es vertiginosa.

El libro aborda ambos sentidos sensoriales desde una perspectiva amplia y con un lenguaje en el cual se ha tratado de reducir a un mínimo los tecnicismos y, cuando han debido ser utilizados, se hace un esfuerzo importante para definirlos y explicarlos con claridad. En este sentido, se intercalan varios "recuadros" que tratan más detalladamente aspectos que son prescindibles para la compresión del texto, pero que pudieran satisfacer la curiosidad de algunos lectores que se sientan motivados a entenderlos más cabalmente, de modo que no se interrumpa su fluidez. El libro contiene varias figuras que ilustran aspectos del texto y de los recuadros. Hacemos referencia a las aproximaciones experimentales que se han utilizado para develar las características de ambos sentidos sensoriales relacionando aspectos básicos a nivel celular con aspectos conductuales, y al desarrollo de revolucionarias metodologías que han hecho posible llegar al entendimiento que actualmente poseemos de estos fenómenos. El libro se inicia ilustrando ejemplos de diversas situaciones que nos despiertan las múltiples vivencias que nos generan los cinco sentidos que poseemos, con énfasis en el gusto y el olfato. Luego nos referimos a las estructuras anatómicas donde tienen lugar las etapas iniciales de los fenómenos del olfato y del gusto, la nariz y la lengua, respectivamente. Describimos las células sensoriales en cada caso, cómo están estructuradas en los tejidos que las contienen y cuáles son los mecanismos moleculares que participan en la generación de señales eléctricas que representan las respuestas de dichas células a los estímulos químicos. Estos últimos son moléculas volátiles presentadas por el ambiente, en el caso del olfato, y moléculas que se encuentran en los alimentos, en el caso del gusto. Seguidamente nos referimos a las vías nerviosas y circuitos neuronales que reciben las señales desde las células sensoriales y las propagan hacia los centros especializados superiores del cerebro. Luego abordamos el fenómeno de la percepción de los estímulos químicos, describiendo las estructuras cerebrales implicadas y cómo estas se interrelacionan anatómica y funcionalmente. De aquí derivamos a los fenómenos de memoria y aprendizaje en relación con los sentidos químicos, cómo se ha abordado su estudio y qué entendemos de ellos. De ahí pasamos a las feromonas, moléculas de fundamental importancia para las relaciones sociales en la mayoría de los animales, con la posible excepción de humanos y simios. Explicamos en qué consisten, cómo son percibidas y las conductas que se les relacionan. Finalmente abordamos interesantes propiedades de hipersensibilidad olfativa o gustativa en ciertos individuos, y deficiencias producidas en otros por anomalías o patologías.

Esperamos que disfruten leyendo sobre las rutas de los olores y sabores en el cerebro, así como nosotros disfrutamos investigando y escribiendo sobre ellas.

Alexia y Juan

Capítulo 1
Los sistemas sensoriales

Me encuentro en el campo, de vacaciones. Salgo a dar un paseo por un sendero y luego de caminar un buen rato me da sueño. Me recuesto bajo un árbol y me duermo plácidamente, no sé por cuánto tiempo. Súbitamente algo que se desplaza por mi brazo me despierta. Abro mis ojos y veo a un insecto que trepa por mi brazo hacia la camisa. Me lo quito bruscamente de encima de un manotazo y vuelvo a dormirme, hasta que oigo un ruido que me advierte que alguien anda en mi alrededor. Abro nuevamente mis ojos y veo a un perro que olfatea con curiosidad muy cerca de mí. Lo ahuyento con un grito y un gesto con mi brazo y me incorporo para continuar mi paseo, acompañado por el canto de los pájaros y el sonido de las hojas movidas por la brisa. A lo lejos diviso un pequeño caserío hacia donde se dirige mi sendero. Cuando me interno entre las casas huelo un intenso olor a comida proveniente de un pequeño negocio. No resisto el delicioso aroma, entro, me siento y pido algo para comer. Me ofrecen una sopa con un trozo de carne, un pan y un vaso de agua bien helada. Llega mi comida, tiene muy buen aspecto. La pruebo. La siento muy caliente en la lengua. Tomo agua y la dejo enfriar. Después de un rato la vuelvo a probar y me parece algo desabrida. Le agrego sal, quedó mucho mejor ahora. Le pongo también ají, pero al parecer fue mucho, me hizo volver a tener la misma sensación de calor en la lengua que sentí cuando la sopa estaba caliente. Tomo otra vez agua para aliviarme. La sensación causada por el ají se atenúa notoriamente con las siguientes cucharadas, y comienzo a disfrutar la sopa. Maravillosa el agua bien helada, me refresca. Disfruto profundamente mi almuerzo, que lo como sin apuro alguno. Transcurre el tiempo hasta que empieza a oscurecer. Ha bajado la temperatura, sopla un viento frío. Me levanto y regreso tranquilamente a casa por el mismo sendero que me trajo al caserío. Escucho el ruido de una moto que se acerca desde atrás. Vuelvo mi cabeza y la veo aparecer después de una curva, acercándoseme peligrosamente. Me doy cuenta de que el conductor no me ha visto. Salto hacia un lado para ponerme a salvo, la moto pasa y se pierde en el horizonte. Finalmente llego a casa relajado, encantado de haber disfrutado de un día maravilloso. Enciendo la estufa para calentarme. Me preparo una taza de café, le agrego azúcar y un poco de leche para amortiguar su sabor entre amargo y ácido, enciendo el equipo de música, me siento junto a la estufa y me dispongo a leer mi novela hasta que el sueño me impulsa a meterme a la cama. Me acuesto y empiezo a rememorar lo vivido en este día hasta caer dormido. Fue un día muy plácido, pleno de las variadas sensaciones sensoriales que dejaron un bellísimo recuerdo en mi mente.

Las sensaciones que acabo de describir constituyen experiencias sensoriales, es decir, vivencias surgidas de una constante interrelación con el entorno que me rodeó durante todo mi paseo. Usé todos mis sentidos en mi recorrido: con mis ojos pude admirar el hermoso paisaje, con mis oídos pude escuchar los sonidos surgidos de la naturaleza y la música que puse a mi regreso, con mi nariz olí el aroma de una deliciosa comida al llegar al caserío y con mi lengua degusté la magnífica sopa. Pude también sentir en mi piel la desagradable presencia del insecto que recorría mi brazo, el frescor del atardecer que aceleró mi regreso y, de vuelta en casa, el acogedor calor de la estufa.

¿Qué debió ocurrir en mi persona para haber podido vivenciar tan nítidamente todo ese rico conjunto de experiencias que viví durante mi paseo? La respuesta es simple: mi sistema nervioso está capacitado para detectar las ondas electromagnéticas que conforman la luz reflejada por los objetos que pude ver, las ondas sonoras que me llegaron a través del aire, las moléculas acarreadas por el aire que pude oler y las que arribaron a mi lengua que me permitieron disfrutar la comida, la presión ejercida sobre mi piel por el insecto y los cambios de temperatura que ocurrieron a mi alrededor. Todos ellos, consistentes en diferentes formas de energía –electromagnética, mecánica, química y térmica– estimularon células sensoriales especializadas que funcionan como sensores extremadamente sensibles, ubicados en la periferia del cuerpo, donde se transformaron estos estímulos en señales eléctricas que luego fueron dirigidas a regiones específicas del cerebro (Figura 1A). Es allí donde la información sensorial proveniente de las respectivas células de los ojos, lengua, piel, oído y nariz es procesada, derivando en su percepción y la generación de memorias, aprendizaje y emociones, lo que finalmente culmina con las conductas con que el organismo reacciona ante la estimulación sensorial. De este modo los organismos pueden adecuar su existencia en concordancia con las variaciones de los factores ambientales que ocurren a su alrededor.

Enseguida surge la pregunta ¿qué le otorga al sistema nervioso la capacidad para detectar lo que está ocurriendo en el exterior, percibir aquello que está detectando, sentir emocionalmente esas experiencias y memorizarlas? Esos eventos estimulan al sistema nervioso a través de sus diferentes sistemas sensoriales, que los captan y convierten en señales eléctricas codificadas que son canalizadas a los centros cerebrales que las procesan. De esta forma el cerebro se informa acerca de lo que está sucediendo en el entorno no solo para que nuestra existencia transcurra normalmente, sin contratiempos, sino que además para que podamos cumplir con todas las exigencias requeridas por nuestra fisiología, tales como alimentarnos, reproducirnos, desplazarnos, protegernos, etcétera. Esto construye mi mundo sensorial, el cual es propio mío, aunque muy similar al de mis congéneres, difiriendo en mayor o menor medida de los mundos sensoriales de los otros organismos. Con los animales terrestres compartimos un medio externo mucho más parecido que con los acuáticos. A diferencia de estos últimos, estamos expuestos al aire, a la luz solar directa y a las asperezas de la superficie terrestre. Con los animales invertebrados las diferencias son aún más pronunciadas, muchísimo más con las plantas, y para qué decir con los organismos unicelulares, tales como los protozoos y las bacterias.

La forma cómo el sistema nervioso detecta lo que pasa a nuestro alrededor, cómo lo racionaliza y cómo nos hace reaccionar para que podamos desenvolvernos exitosamente dentro de ese entorno, es algo que está pleno de fascinantes interrogantes y que, debido a su enorme relevancia, ha tenido a los científicos empeñados en desentrañar los misterios que hacen posible todo esto. Tradicionalmente se considera que tenemos cinco sentidos, es decir, cinco sistemas sensoriales, que son los sistemas visual, auditivo, olfativo, gustativo y táctil (Figura 1A). Este último forma parte del sistema somatosensorial, junto con la termosensorialidad (detecta temperatura) y la propiocepción (controla la posición del cuerpo). En algunos organismos encontramos otros sentidos que nosotros no poseemos, que les permiten detectar, por ejemplo, campos magnéticos o campos eléctricos.

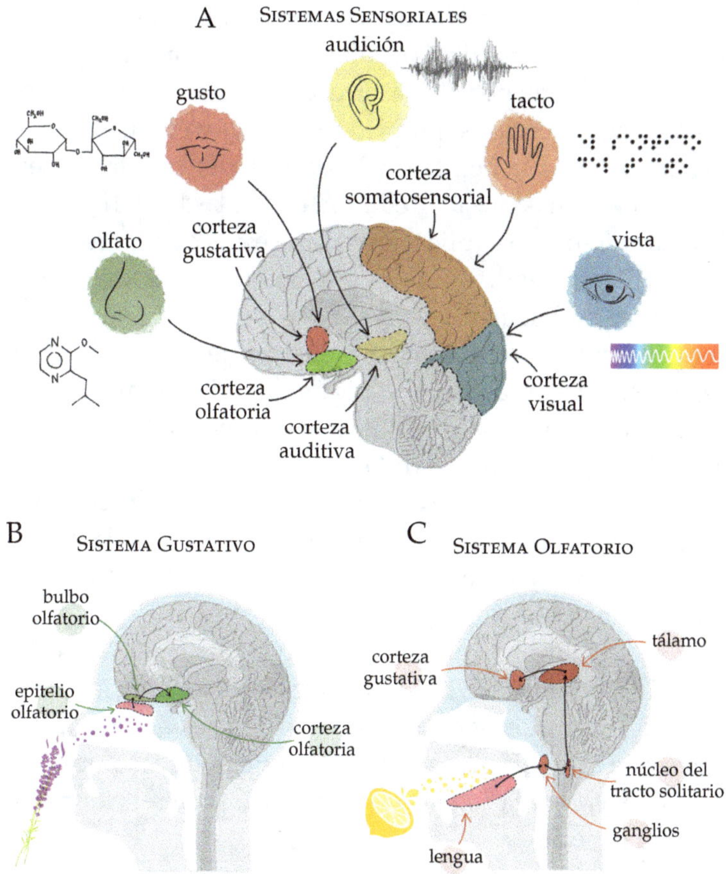

Figura 1. Sistemas sensoriales, estímulos y regiones cerebrales que participan en su percepción. En la parte superior (A) se ilustran los principales sistemas sensoriales y los estímulos que los activan: moléculas orgánicas volátiles en el caso del olfato, moléculas no volátiles en el caso del gusto, ondas sonoras para el sistema auditivo, táctiles y temperatura en el caso del somatosensorial y luz para el sistema visual. Aparece el cerebro humano en que se destacan las cortezas que procesan información proveniente de los respectivos órganos sensoriales. Abajo (B y C) se muestran las principales estructuras anatómicas de los sistemas que aquí nos conciernen, el olfatorio a la izquierda y el gustativo a la derecha. Las flechas indican las vías nerviosas que las interconectan transmitiendo las señales eléctricas originadas en los órganos sensoriales, nariz y lengua, hasta su destino último que son las respectivas cortezas.

De todas las modalidades sensoriales descritas hay dos que tienen particularidades que las hacen especialmente atractivas por el placer que nos producen, que son los llamados sentidos químicos: el olfato y el gusto. Todos los organismos tienen la capacidad de detectar la presencia de moléculas de su alrededor, desde las bacterias hasta los mamíferos. La explicación es que estos dependen absolutamente de esa habilidad para encontrar sus alimentos, para evitar substancias nocivas, y en su interacción con sus congéneres para reproducirse y para protegerse de sus predadores, entre otras cosas. Ningún organismo puede prescindir de la capacidad de detectar moléculas, lo que no se cumple en la misma medida para ninguno de los demás sentidos. Los sentidos químicos fueron los primeros que surgieron durante la evolución de las especies y la comunicación sobre la base de moléculas se observa en todos los organismos vivos.

En este libro nos ocuparemos de los sistemas sensoriales olfativo y gustativo, analizaremos su relevancia, cómo están constituidos, y describiremos cómo es que las moléculas que estos sistemas detectan son percibidas por el organismo, con énfasis en los mamíferos, preferencialmente nuestra especie.

Los sentidos químicos son aquellos que, como su nombre lo indica, detectan moléculas del medioambiente, como el gusto y el olfato (1).

El olfato, que es el sentido más etéreo, sutil y misterioso de las principales modalidades sensoriales, ocupa un lugar destacado en nuestra experiencia sensorial. Mediante este sentido percibimos la presencia de moléculas presentes en nuestro entorno que provienen de múltiples fuentes y que conocemos como odorantes. No tenemos de este sentido una conciencia tan prominente como la de la visión, la audición, el gusto, el tacto y la sensación de temperatura, a los que relacionamos mucho más nítidamente con nuestra percepción del entorno. Sin embargo nuestra existencia transcurre bajo el fino velo del olfato, que casi imperceptiblemente nos deleita y nos protege. Quién no ha percibido alguna vez un aroma que le haya evocado con nostalgia la memoria de una vivencia de su pasado lejano. O bien, caminando por una vereda, no haya sentido un olor a café que le provocara un irresistible deseo de sentarse a disfrutar una taza. O cuando el olor a comida proveniente de la cocina súbitamente le haya despertado una sensación de hambre y gula irreprimibles. O que, regresando en un bus a casa en un caluroso día de verano no se haya visto perturbado por el desagradable olor a transpiración despedido por otro pasajero. Muchos de nosotros hemos alguna vez sabido de alguien que se libró de morir asfixiado gracias a que pudo percibir a tiempo el olor del gas emanado de una estufa que se había apagado inadvertidamente.

En su interacción con el mundo que los rodea, tanto los seres humanos como los simios (gorilas, chimpancés y bonobos) dependen de la visión y la audición mucho más que del olfato, contrariamente a otros mamíferos, para quienes el mundo de los olores es dominante. Quizás por ello es que el olfato suele ser subvalorado.

Quienes padecen de anosmia, es decir, carecen del sentido del olfato, declaran que esa condición afecta su existencia de manera muy significativa, incluso provocando patologías psiquiátricas como ansiedad y depresión. Por el contrario, algunas personas poseen una hipersensibilidad olfativa excepcional, siendo incluso capaces de detectar algunas enfermedades tales como el Parkinson y el Alzheimer meses antes que los primeros síntomas se hayan manifestado.

Pero ¿cómo se sienten los olores? La respuesta a esta pregunta depende del organismo. Por ejemplo, los insectos los detectan con estructuras especializadas localizadas en sus antenas y papilas maxilares, los peces a través de un tejido especializado de sus fosas nasales hasta donde llegan los odorantes con el agua que ingresa a ellas, y las serpientes con un epitelio ubicado en la parte superior de la cavidad bucal hasta donde su lengua, que recorre activamente de manera muy dinámica la superficie del suelo a su alrededor y se introduce frecuentemente en la boca, acarrea consigo las moléculas de odorantes exponiéndoselas al epitelio. Los mamíferos utilizan células especializadas ubicadas en un epitelio de la nariz que recibe los odorantes acarreados por el aire que inhalamos.

Los odorantes que percibimos como olores con el sistema olfatorio son pequeñísimas moléculas volátiles que constituyen señales químicas provenientes del entorno, las que son detectadas por células especializadas de la nariz, las cuales transmiten información sobre estas moléculas a áreas especializadas en el cerebro, que las procesan dando origen al fenómeno de la percepción de los olores (Figura 1B). Los odorantes emanan de una infinidad de diferentes fuentes que solo en algunos casos logramos identificar con certeza; por ejemplo, uno reconoce sin problema el olor de su perro, de algunas flores y frutas, el olor a tierra y a pasto recién cortado. En muchos otros nos resulta difícil o simplemente no logramos precisar su origen. Algunos olores provienen de un solo odorante: por ejemplo, la molécula llamada limoneno nos huele inconfundiblemente a limón y el eucaliptol a hojas de eucalipto. Hay olores que, en cambio, derivan de una mezcla de unos pocos o de muchos odorantes diferentes. Tal es el caso del olor a café, que está constituido por combinación de cientos de odorantes diferentes, a pesar de lo cual no solo nos resulta inconfundible, sino que incluso somos capaces de distinguir entre sus diferentes variedades. Algo equivalente ocurre con el vino.

Si nos preguntamos cómo huele una piña, posiblemente lo primero que se nos viene a la mente es la imagen de la piña, pero no somos capaces de definir cómo huele cuando tratamos de describírselo a otra persona. Nos resulta bastante más difícil recordar, imaginar y describir nuestras percepciones olfativas que las percepciones visuales, auditivas, táctiles, térmicas u otras. Esto ocurre porque la codificación de la información proveniente de los odorantes en el cerebro no posee una dimensión física claramente categorizable en función de la estructura de las moléculas, como es el caso de los sonidos en la audición y de la luz en la visión. Conociendo las magnitudes de las unidades de los estímulos sonoros (en hercios, Hz, y decibeles, dB) podremos predecir cómo oiremos el sonido y la longitud de onda de la luz (en nanómetros) cómo serán percibidos los colores. El rango de frecuencias de los sonidos detectados varía dependiendo del animal; por ejemplo, en nuestro caso el rango es entre 20 y 20.000 Hz, mucho mayor que el que se observa en algunas ranas cuya frecuencia máxima es de unos 1.000 Hz, pero muchísimo menor que un murciélago, algunos de los cuales pueden superar con creces los 100.000 Hz. En el caso de la visión, los diversos colores que vemos dependen de la longitud de onda de la luz dentro del espectro acotado que abarca entre 390 nm (violeta) y 700 nm (rojo) y de la intensidad. Se estima que los seres humanos son capaces de distinguir millones de colores, debido a que además de la gama de longitudes de onda también debemos considerar la enorme diversidad de tonos que somos capaces de distinguir para cada color. Los fotorreceptores del ojo de algunos organismos son capaces de detectar longitudes de onda que son invisibles para los seres humanos. Por ejemplo, para algunos halcones el espectro se extiende hasta el ultravioleta (menor longitud de onda que el violeta), habilitándolos para detectar la orina de algunas de sus presas que reflejan la luz ultravioleta y de este modo pueden descubrir y seguir las marcas que esos animales dejan en sus trayectorias. Las serpientes son capaces de detectar luz infrarroja, cuya longitud de onda supera el límite superior de nuestro espectro. Esto les permite a esos animales detectar a sus presas de sangre caliente, pues la radiación térmica que irradian sus cuerpos consiste justamente en radiación infrarroja (sobre los 780 nm).

En el caso de los odorantes, sin embargo, la situación es mucho más compleja, pues las estructuras químicas de la mayor parte de estas moléculas no conforman una distribución reconocible en un espectro definido que permita asociarlas con la percepción que nos evocan. Por esta razón no podemos predecir cómo oleremos una substancia a la que no hemos sido expuestos previamente sobre la base de su estructura química. Las estructuras de las moléculas que para nosotros constituyen odorantes varían ampliamente. Más aún, moléculas casi idénticas estructuralmente son percibidas de manera muy distinta, mientras que otras que difieren grandemente en su estructura no las logramos distinguir.

Según como percibimos a los odorantes, estos han sido agrupados arbitrariamente y con propósitos operacionales en siete categorías: olores florales, almizcle (por ejemplo, perfumes), mentolados, pútridos (a huevos podridos), alcanforados (naftalina), etéreos (desodorante) y pungentes (ajo). Hay otras clasificaciones que consideran un menor o mayor número de categorías de olores. Algunos odorantes nos resultan agradables mientras que otros nos repugnan. Hay que considerar que esas categorías son válidas solo para seres humanos, ya que otros animales suelen sentirse atraídos por odorantes que a nosotros nos disgustan, y viceversa. Existen, sin embargo, algunos consensos generales respecto a cómo algunos tipos de odorantes son percibidos. Moléculas azufradas son catalogadas como olor a "pescado" o a "ajo", mientras que otras de estructura química más compleja tienden a ser percibidas como olores placenteros. Es abismante la capacidad del sistema olfatorio de distinguir entre millones de moléculas odorantes diferentes (desconocemos con exactitud cuántas son) y, además, que muchos de ellos podamos olerlos a concentraciones extremadamente bajas, como es el caso del olor de un pimiento o de una violeta (0,01 y 0,03 nanomolar, respectivamente).

Al igual que el olfato, también el gusto nos otorga la capacidad para detectar substancias químicas ambientales, y, asimismo, juega un papel esencial para nuestra subsistencia, por cuanto nos permite sentirnos atraídos por substancias nutritivas que requerimos y, por otro lado, prevenir que ingiramos otras que nos pueden dañar.

El papel que el gusto juega en la conducta de los organismos es muy evidente. Con cuánto placer saboreamos un delicioso plato de comida, una exquisita fruta madura o un irresistible helado. Por el contrario, experimentamos aversión a substancias que nos saben amargas o ácidas, impulsándonos a rechazarlas. Sin embargo, curiosamente con la experiencia nos habituamos parcialmente a algunas de estas substancias ácidas o amargas de manera que podemos llegar no solo a tolerarlas, sino que incluso a disfrutarlas a bajas concentraciones como placenteras, transformándose en gustos adquiridos. Por ejemplo, en nuestras primeras experiencias el café nos resulta aborrecible por ser a la vez amargo y ácido (pH cercano a 5), pero luego de unas cuantas repeticiones llegamos a disfrutarlo. Igualmente pasa con la cerveza, cuyo amargor nos es inicialmente desagradable, pero muchos llegan a apreciar una cerveza helada o el toque ácido de un pisco sour (pH bajo 2,5). Incluso a muchas personas les agrada agregar a ciertos licores unas gotas de alguna substancia amarga.

Popularmente el gusto de algo suele confundirse con su sabor, pero el sabor es algo mucho más complejo pues en realidad integra el olfato, el gusto, la quemestesis, el tacto e incluso la visión. La quemestesis se origina por la estimulación directa de terminaciones del nervio trigémino presentes en la boca y en la nariz por algunas substancias que provocan la sensación de picor, como el ají y la pimienta, de comezón como ocurre con el ajo o la raíz picante, o refrescante como la menta. La textura y la apariencia de un alimento también contribuyen a su percepción sensorial. Por ejemplo, la sensación que nos produce comer porotos enteros o en forma de puré es diferente, tal como cuando nos comemos una fruta trozada o molida. Los receptores que permiten sentir picor y texturas en la lengua y nuestro cuerpo fueron los protagonistas del Premio Nobel de Fisiología y Medicina 2021, otorgado a David Julius y Ardem Patapoutian. La temperatura de los alimentos, así como la apariencia de una comida son ciertamente otros factores que también influyen en cómo apreciamos su sabor. Esto motiva a los restaurantes a buscar la mejor manera de presentar los contenidos de un plato de comida.

En el gusto solo reconocemos cinco modalidades: dulce, umami (substancias proteicas como carne y huevos), amargo, salado y ácido. En general, no distinguimos entre las moléculas comprendidas en cada una de estas modalidades gustativas, contrariamente a la gran capacidad discriminatoria del sistema olfatorio.

¿Necesitamos distinguir entre las moléculas comprendidas en cada modalidad gustativa, o es suficiente identificarlas genéricamente? En efecto, no es necesario. Esta característica se condice con la tendencia evolutiva hacia la simplicidad de los mecanismos y procesos biológicos. Esta característica es de enorme importancia, como queda muy claramente ilustrado en el caso del sistema nervioso, que, de no ser por esa característica, la cantidad de conectividades superaría la capacidad del volumen del cráneo, por lo cual sería imposible acomodarlas sin sacrificar otras funciones que también ocupan volumen de este órgano.

Capítulo 2
Donde todo comienza

La etapa inicial del sentido del olfato tiene lugar en un tejido muy fino y delicado conocido como epitelio olfatorio, que consiste en una delgadísima capa de células que en los mamíferos tapiza una zona del techo de la cavidad de las fosas nasales (2). Entre las células que componen este epitelio se hallan las neuronas olfatorias, que son las células sensoriales con la capacidad de detectar los odorantes que ingresan con el aire inhalado y responder a su presencia mediante señales eléctricas que transmiten a otras neuronas ubicadas en el cerebro. Además de estas neuronas, el epitelio contiene otros dos tipos de células de fundamental importancia, que son las células de soporte y las células basales.

En las profundidades del epitelio olfatorio de ubica el cuerpo celular o soma de las neuronas olfatorias (Figura 2A), desde el cual se extiende una prolongación, la dendrita, hasta la superficie de este tejido. En mamíferos el soma de estas neuronas mide unos 10 micrómetros (0,01 mm) y su dendrita entre 10 y 15 micrómetros. La dendrita termina en un pequeño ensanchamiento desde el cual emanan entre 10 y 20 cilios, que son delgadísimas estructuras en forma de dedo (30 o más micrómetros de largo por aproximadamente 0,2 de diámetro). Los cilios se encuentran sumergidos dentro de una fina capa de moco que recubre la superficie epitelial, donde tienen libre acceso a los odorantes. Los cilios constituyen entonces una región restringida y acotada de estas células, donde residen todas las proteínas de la transducción y están únicamente dedicados a la transducción de los odorantes.

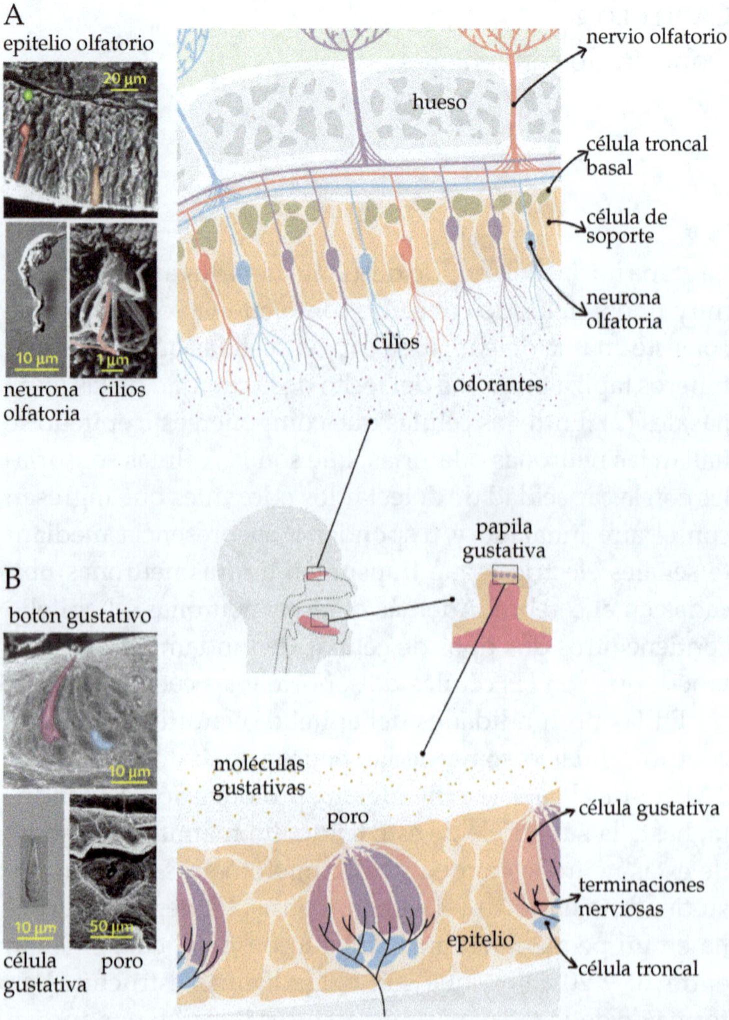

Figura 2. Epitelio olfatorio y epitelio gustativo. En la parte superior (A) se ilustra la morfología de la parte del sistema olfatorio donde se inicia el fenómeno del olfato, que está emplazada en la parte superior de la cavidad nasal. Aquí el elemento clave es el epitelio olfatorio, que es una delgadísima capa de células que tapiza una zona de la superficie interior de la nariz. Lo que se observa en las fotografías de la izquierda está representado en el dibujo de la derecha. Este dibujo y la imagen real de foto superior muestran el epitelio visto en un corte transversal. La capa inferior del dibujo corresponde al epitelio propiamente tal, que está compuesto de tres tipos de células principales: las neuronas olfatorias (varios colores en el dibujo, rojo en la foto)

que detectan y responden a las moléculas de odorantes, las células de soporte (naranja en ambos) que las rodean y, junto al borde superior, las células troncales basales (verde en ambos), implicadas en la neurogénesis. Los cilios que se extienden del ápice de las neuronas se asoman al espacio de la nariz adonde llega el aire inhalado que acarrea los odorantes. Los axones de las neuronas se dirigen al cerebro, para lo cual forman haces que atraviesan un hueso de la nariz a través de sus porosidades, haciendo contacto con neuronas a las que transmiten las señales eléctricas que generan como respuesta a los odorantes detectados por proteínas receptoras de los cilios. Las dos fotos inferiores muestran una neurona olfatoria entera en que se pueden apreciar sus cilios, dendrita, soma y parte inicial del axón, y una magnificación de los cilios (rojo) que emergen de la dendrita. (Fotografías del epitelio olfatorio, de la neurona y de los cilios adaptadas, respectivamente, de: Nomura *et al.* Arch Histol Cytol 67:159-170, 2004; Madrid *et al. J Neurophysiol* 94: 1781–1788, 2005.; y Morrison, Costanzo. *J Comp Neurol* 1990).

En la parte inferior (B) se presenta una ilustración equivalente del sistema gustativo, en este caso del epitelio de la lengua. En la lengua hay papilas gustativas que están tapizadas por el epitelio gustativo. En este epitelio se encuentran los botones gustativos, que son estructuras bien delimitadas que contienen unas cien células gustativas que detectan moléculas respondiendo con señales eléctricas que culminan con la sensación del gusto. Una fotografía de un botón gustativo se muestra arriba a la izquierda. Las células gustativas (varios colores, roja en la foto) exponen microvellosidades a la superficie de la lengua a través de un poro, y en estas se hallan localizadas las proteínas receptoras de esas moléculas. También aquí hay células de soporte (naranja) y troncales (celeste en ambas). Las dos fotos inferiores muestran una célula gustativa y un poro del botón visto desde la superficie de la lengua. Los axones que inervan a estas células sensoriales llevan las señales eléctricas por vías nerviosas que alcanzan finalmente la corteza gustativa. (Fotografías del epitelio olfatorio, de la neurona y de los cilios adaptadas, respectivamente, de: Roger, Kinnamon, *J Comp Neurol* 306:49-72, 1991; Romanov *et al. The* EMBO *J* 26:657-667, 2007; motta / dept. of anatomy / U "La S", rome / science photo library. https://www.sciencephoto.com/media/309393/view/false-colour-sem-of-a-taste-bud-on-tongue-surface).

El epitelio está poblado por millones de estas neuronas que, en apariencia, y también fisiológicamente, son iguales entre sí, a excepción de que cada una de ellas muestra una determinada especificidad por un odorante en particular o para un pequeño conjunto de odorantes diferentes. Las neuronas olfatorias se agrupan en cientos de subpoblaciones diferentes (aproximadamente trescientas en el ser humano y mil en el ratón), cada una de las cuales está constituida por miles de neuronas con idéntica especificidad y afinidad (grado de atracción) por los mismos odorantes. Las neuronas pertenecientes a cada subpoblación se encuentran dispersas en el epitelio. Las señales eléctricas con que estas neuronas responden a dichos estímulos químicos reflejan fielmente la identidad, la magnitud y el tiempo de exposición a las moléculas odorantes. A esta transformación de una señal química en una señal eléctrica se la denomina quimiotransducción, y decimos que estas células transducen odorantes a cambios en la diferencia potencial o voltaje de la membrana que culminan en impulsos nerviosos que se propagan unidireccionalmente por sus axones hacia el sistema nervioso central, también conocidos como potenciales de acción (Recuadro 1).

Recuadro 1. Potencial de membrana, potenciales de acción y canales de iones

Todas las células mantienen activamente una diferencia de voltaje (o potencial eléctrico) entre ambos lados de su membrana celular (o plasmática), es decir, entre el interior de la célula y el medio externo, que comúnmente es entre -50 y -80 milivoltios (mV, negativo el interior con respecto al exterior) (Figura R1-A). También mantienen de manera dinámica en su interior concentraciones de los iones Na^+, Ca^{2+}y K^+ muy diferentes a las externas. El Na^+ y el Ca^{2+} se encuentran a menor concentración adentro de la célula, mientras que el K^+ está más concentrado que en el medio que rodea a las células (Figura R1-B). La doble capa de fosfolípidos que forma la membrana celular no permite el paso de los iones ni a toda molécula con carga eléctrica, por razones físico-químicas. Sin embargo la membrana tiene insertas ciertas proteínas que la atraviesan de lado a lado, que específicamente permiten, de un modo muy controlado, el paso de iones entre el interior y el exterior de la célula. Entre estas proteínas se hallan los canales de iones, que están dotados de un poro en su interior que comunica los medios interno y externo sin que los iones sean expuestos a los lípidos

(Figura R1-B). En la mayoría de los canales el poro se encuentra la mayor parte del tiempo ocluido por una suerte de compuerta formada por su misma estructura, la cual se puede abrir temporalmente dejando pasar los iones durante esos brevísimos momentos.

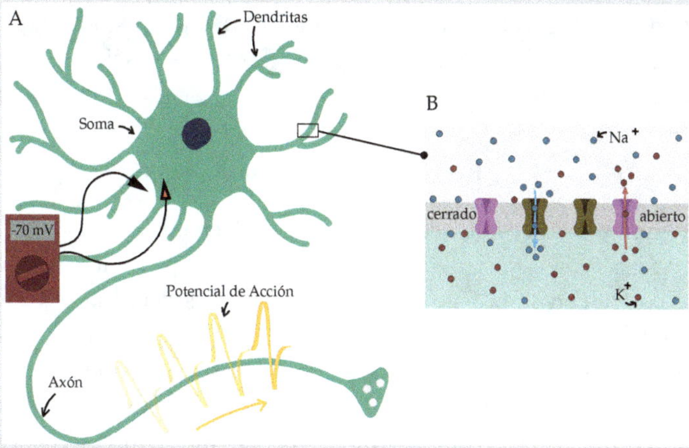

La apertura de la compuerta es un proceso dinámico estrictamente controlado, que comúnmente se produce en momentos en que la célula realiza alguna actividad. Dependiendo del canal, la compuerta puede abrirse por un cambio en el voltaje de la membrana, al unirse al canal un determinado ion o una molécula neurotransmisora (Recuadro 2), con un cambio de temperatura o ante una perturbación mecánica, entre otros factores. Los canales suelen discriminar entre los diferentes iones, siendo algunos altamente selectivos por un ion en particular o por ciertos iones, basado en su carga y tamaño. De acuerdo con esto, se habla de canales de Na^+, de Ca^{2+}, de K^+, etc. Los iones se mueven a través de los canales impulsados por la diferencia de concentración y de voltaje entre ambos lados de la membrana. Como los iones son cargados, al movilizarse dan origen a una corriente eléctrica, tal como ocurre cuando los electrones circulan por un alambre de cobre impulsados por el voltaje de una batería. Este flujo de iones modifica temporalmente el voltaje de la membrana. Este fenómeno ocurre solo en algunas células, clasificadas como excitables, tales como las neuronas, las células sensoriales y las musculares.

En estas células los cambios del voltaje de membrana se propagan como una onda por la membrana y, en el caso de las neuronas, continúan a lo largo del axón hasta alcanzar su extremo terminal. En el axón el cambio de voltaje toma la forma de potenciales de acción, que son eventos repetitivos de muy corta duración (milésimas de segundo) y todos ellos de un mismo tamaño (Figura R1-A), que tienen la cualidad de propagarse sin variaciones en su forma y tamaño.

Recuadro 2. La sinapsis

La gran mayoría de las células excitables (Recuadro 1) del sistema nervioso están espacialmente separadas físicamente y sin contacto físico unas con otras. Esto impide que las señales eléctricas puedan transmitirse fluidamente entre ellas, como ocurriría si hubiese una continuidad directa entre sus membranas. Esta situación es equivalente a un circuito eléctrico donde la circulación de la corriente (es decir, de los electrones) requiere la continuidad del alambre, es decir, que el interruptor se encuentre en posición cerrado (on); cuando el interruptor se encuentra abierto (off) no hay circulación de corriente. El impedimento para la transmisión de señales eléctricas entre las células lo resuelve la sinapsis. La sinapsis se establece en zonas muy restringidas y especializadas donde las membranas de ambas células se encuentran muy próximas entre sí (Figura R2). La conexión entre la membrana del axón de la célula presináptica, por el que llega el potencial de acción, y la membrana de la célula postsináptica, que es donde se reestablece para seguir su curso, es mediada por una molécula llamada neurotransmisor. Hay una variedad de moléculas neurotransmisoras que son específicas para cada tipo de sinapsis (acetilcolina, serotonina, GABA, glutamato, etc.). Este neurotransmisor corrientemente está contenido en diminutas vesículas acumuladas de manera muy localizada en el interior de la zona presináptica del axón. Al arribar el potencial de acción las vesículas vacían el neurotransmisor al exterior. El neurotransmisor difunde hasta alcanzar la membrana de la neurona postsináptica, donde abre canales, iniciándose un cambio de potencial eléctrico en esta segunda neurona, que sigue su curso como potenciales de acción que se propagan por su axón.

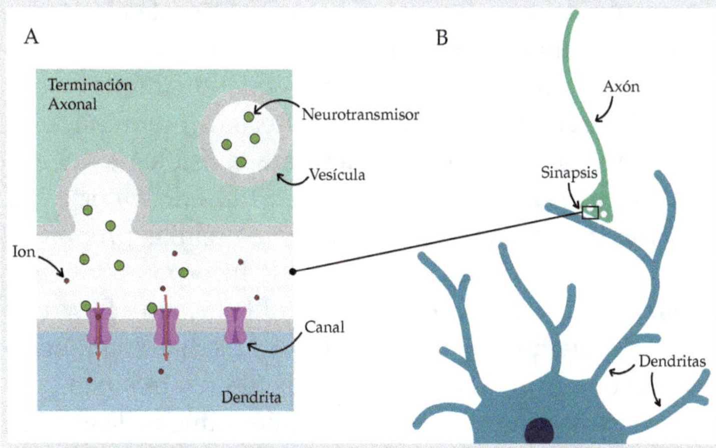

También existen neuronas que efectivamente están conectadas entre sí a nivel de la terminación del axón presináptico con la membrana postsináptica, aunque esto es menos común. Esta conexión sin interrupción permite la transmisión del potencial directamente entre ambas células sin la intervención de neurotransmisores. Este tipo de transmisión sináptica se conoce como sinapsis eléctrica, a diferencia de la anterior, conocida como sinapsis química.

Todas las neuronas del sistema nervioso generan ese tipo de señales eléctricas, que las transmiten a otras neuronas mediante sinapsis (Recuadro 2), y estas a su vez las transmiten a otras neuronas, y así sucesivamente. Los potenciales de acción generados por las neuronas olfatorias son transmitidos específicamente a neuronas que se ubican en regiones especializadas del cerebro donde forman complejas redes neuronales. La primera de estas regiones es el bulbo olfatorio, adonde llegan los axones de las neuronas olfatorias provenientes del epitelio transmitiendo mediante sinapsis sus potenciales de acción a las neuronas mitrales. Estas últimas proyectan sus axones directamente a la corteza olfatoria, al hipocampo o amígdala cortical, que son regiones cerebrales que participan en la creación de la percepción del olor (Figura 1B), que representa el entorno químico olfativo del organismo en cada momento.

Los otros tipos de células del epitelio cumplen otras funciones que, aunque no están directamente implicados en la transducción, sí son vitales para la fisiología del epitelio. Entre estas se encuentran las células de soporte que rodean a las neuronas olfatorias. Estas células proporcionan glucosa a las neuronas, las que la incorporan y la metabolizan para producir ATP (inositol trifosfato). El ATP es una molécula que las células fabrican mediante un mecanismo bioquímico llamado glicólisis (entre otros que también existen) y que al degradar enzimáticamente la glucosa provee la energía necesaria para el funcionamiento en la totalidad de las células del cuerpo. En los cilios de las neuronas olfatorias el ATP sustenta la quimiotransducción. La glucosa llega al epitelio a través de vasos sanguíneos, desde donde es liberada y seguidamente incorporada por las células de soporte, que a su vez la liberan al manto de moco. Desde ahí los cilios de las neuronas la incorporan y procesan produciendo ATP. El soma también provee ATP a los cilios, lo que es muy importante porque la quimiotransducción es un proceso que demanda mucha energía. Además de la función de proveer glucosa a los cilios, las células de soporte son fundamentales para darle al epitelio su estructura, de aquí su nombre, de modo que la integridad física del epitelio descansa en estas células.

El tercer tipo celular corresponde a células madre o troncales, que por encontrarse en la región más inferior del epitelio reciben el nombre de células basales. Las células madre son células indiferenciadas, es decir, que todavía no han adoptado una identidad funcional o estructural definitiva. Esto solo se hace efectivo cuando reciben alguna señal química específica producida por las neuronas olfatorias que van muriendo. Esto nos lleva a una característica muy notable de este epitelio, cual es que las neuronas olfatorias y las células de soporte tienen un tiempo de vida limitado de solo algunas semanas. A medida que van muriendo, ambos tipos de células van siendo reemplazados por nuevas células derivadas de las células basales, proceso que ocurre permanentemente en el epitelio olfatorio a lo largo de toda la vida del individuo. Esta propiedad es muy relevante, pues le permite al epitelio contrarrestar la muerte celular por efecto del estrés al cual están sometidas las mencionadas células por hallarse directamente expuestas a substancias que les son dañinas, tales como moléculas contaminantes y tóxicas que ingresan con el aire. De este modo el epitelio logra mantener estables sus poblaciones celulares, previniendo que el olfato se deteriore con el tiempo. Es interesante destacar el hecho que las neuronas sensoriales de este epitelio son las únicas neuronas del sistema nervioso que están expuestas al exterior del cuerpo. Las demás se encuentran protegidas, gracias a lo cual viven por muchísimos años.

En cuanto al sistema gustativo, el órgano periférico donde las moléculas del gusto son detectadas por las células gustativas es la lengua. Allí estas células sensoriales están contenidas en los botones gustativos, que son pequeñas estructuras individuales de forma aproximadamente redonda (unos 30 micrometros de diámetro), que a su vez se ubican en las papilas gustativas. Estas últimas son corpúsculos individuales distribuidos en ciertas zonas discretas de la superficie de la lengua, los cuales podemos distinguir a simple vista. En el botón gustativo las células del gusto se adelgazan hacia su extremo apical emitiendo finísimas prolongaciones llamadas microvellosidades (similares en forma, aunque mucho más pequeñas que los cilios) que se asoman a la superficie de la lengua a través de un poro que posee el botón, exponiéndose directamente a las substancias que llegan a la lengua y estimulan al sistema gustativo. Es en esas microvellosidades donde residen los componentes moleculares que dan inicio a las respuestas eléctricas a las diferentes substancias gustativas.

Las substancias de cada una de las categorías del gusto son detectadas por un tipo particular y especializado de esas células, todas las cuales conviven en cada botón gustativos (Figura 2B). Además de dichas células, y tal como en el epitelio olfatorio, se encuentran células indiferenciadas (troncales) que restituyen a las gustativas que van muriendo, pues estas también tienen un tiempo de vida limitado al verse expuestas a variados escenarios agresivos, tales como agentes químicos y altas temperaturas de comidas y bebidas.

Contrariamente a las neuronas olfatorias, las células gustativas no son neuronas y carecen de axón, de manera que no transmiten sus señales eléctricas directamente al sistema nervioso central. Esta función la cumplen las neuronas sensoriales, cuyos somas se ubican en los ganglios geniculado y petroso ubicados cerca de la médula espinal y posen un axón que se bifurca al emerger del soma en dos ramas, una de las cuales se dirige a la lengua donde inerva a las células gustativas y la otra a la médula espinal, por donde se proyecta hacia el tálamo y luego hacia otras regiones cerebrales, incluidas las cortezas gustativas, donde se da origen a la percepción del gusto (Figura 1C). Cada uno de los cinco tipos de estas células envía sus respuestas eléctricas por estas vías, que corren de forma paralela e independientes entre sí.

En comparación con el sistema olfatorio, el gustativo tiene muy poco poder de discriminación entre las moléculas que detecta. Como se indicó anteriormente, estas moléculas se agrupan en solo cinco modalidades y este sistema distingue entre esas modalidades, pero muy gruesamente entre sus respectivos componentes. Contrariamente al caso de las neuronas olfatorias, que normalmente se exponen a muy bajas concentraciones de odorantes, las células gustativas comúnmente se enfrentan con niveles substancialmente mayores de moléculas gustativas, particularmente cuando se trata de substancias dulces, saladas y aminoácidos, a excepción de las amargas.

Volviendo al sistema olfatorio, una pregunta fundamental que surge de la forma en que el sentido del olfato procesa los olores es cómo el sistema olfatorio es capaz de discriminar una gama tan amplia de odorantes, posiblemente millones, contando con apenas unos cuantos cientos de receptores diferentes de esas moléculas. Los receptores olfatorios son proteínas inmersas en la membrana de los cilios de estas neuronas, a los cuales se unen las moléculas de odorantes. Esta unión cambia la conformación tridimensional del receptor, lo que inicia procesos dentro de la célula que concluyen con la generación de potenciales de acción. La solución para este complejo problema es extremadamente simple y elegante. Notablemente, cada neurona sensorial olfatoria expresa en su membrana solo uno de estos 300 receptores de odorantes codificados en nuestro ADN y cada receptor puede unir a uno o varios odorantes diferentes, lo que significa que una misma neurona olfatoria puede ser activada por uno o por varios odorantes distintos. Por otro lado, un determinado odorante puede unirse a más de un receptor diferente, de manera que un odorante puede activar a varias neuronas olfatorias diferentes. Por lo tanto, concluimos que hay una combinación de receptores diferentes –y por lo tanto de las neuronas que los expresan– que participan en la detección de un determinado odorante, cada uno de ellos con una afinidad diferente por esa molécula. La capacidad del sistema olfatorio para discriminar entre la enorme variedad odorantes se basa en un *código combinatorio* de los receptores, que significa que existe un patrón definido de activación de receptores por cada odorante (Figura 3C).

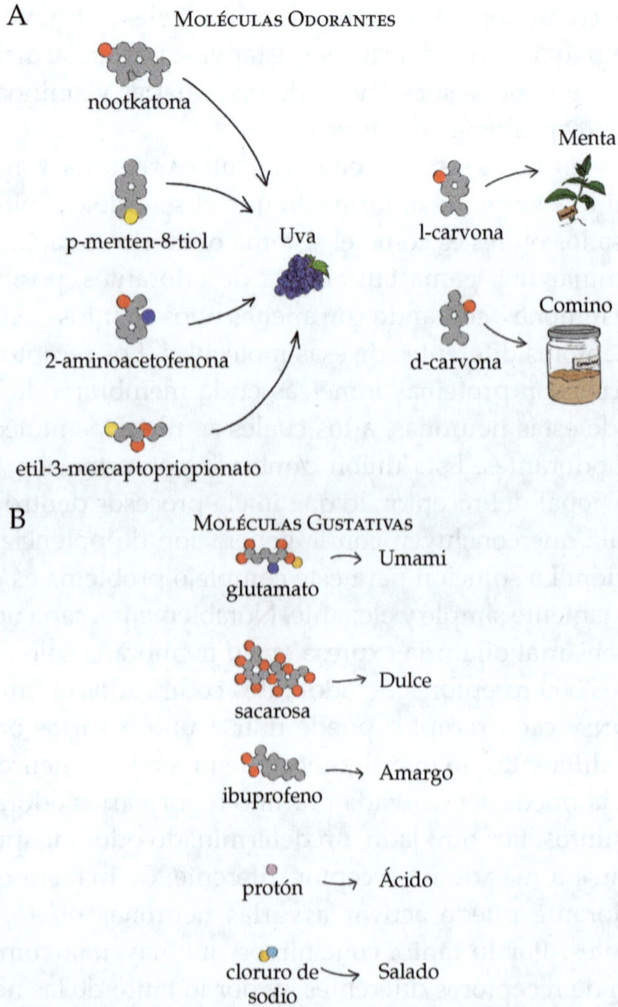

Figura 3 A-B. Codificación periférica de los odorantes y moléculas gustativas. En la parte superior izquierda (A) se ejemplifican algunas moléculas odorantes. Algunos de los olores que percibimos se originan de odorantes diferentes estructuralmente que sensorialmente nos resultan idénticos. En el ejemplo se ilustran cuatro moléculas con estructuras muy diferentes, a cada cual la percibimos en forma separada como uva. En el segundo ejemplo se ilustra el caso de dos moléculas casi idénticas (una es la imagen especular de la otra) que percibimos de manera muy distinta, como son menta y comino. En la parte superior derecha (B) se muestran moléculas representativas de las cinco modalidades del gusto.

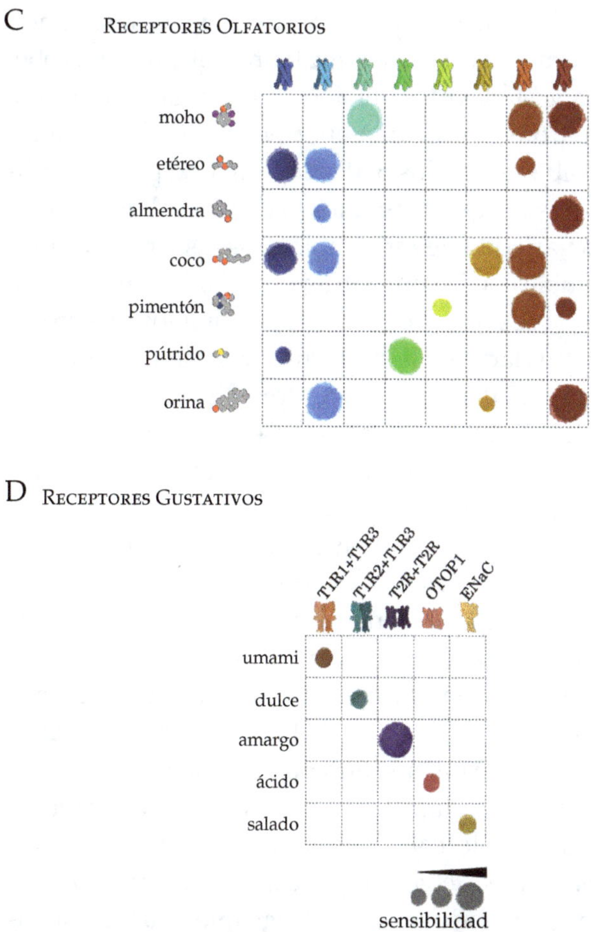

Figura 3 C-D. (C) Se presenta una tabla que ilustra el código combinatorio que utiliza el sistema olfatorio para la discriminación de millones de odorantes. Este código resulta del hecho que un receptor olfatorio puede activarse por diferentes moléculas odorantes y un odorante es capaz de activar a receptores olfatorios diferentes. A la izquierda se ven varios odorantes y en la parte superior los respectivos receptores. La presencia de un círculo bajo un receptor y en línea con un odorante indica su correspondencia y el tamaño del círculo es proporcional a la afinidad del receptor por ese odorante. Por ejemplo, el receptor azul reconoce a tres odorantes, con afinidad similar por los dos superiores y menor afinidad por el de más abajo. En el panel inferior de la derecha (D) hay una tabla equivalente para los receptores y las moléculas gustativas. Aquí los receptores son mucho más específicos con respecto a la modalidad de las moléculas gustativas.

Esto fue descubierto por dos investigadores, Linda Buck y Richard Axel, quienes recibieron el Premio Nobel de Fisiología y Medicina en el año 2004 por su importante hallazgo (3). Como existe una enorme cantidad de combinaciones posibles entre los 300 receptores, se puede explicar cómo es posible que tengamos la capacidad de detectar tan inmensa variedad de estas moléculas. Este patrón combinatorio cambia con la concentración del odorante, puesto que cuando esta es baja solo participan aquellos receptores con mayor afinidad por la molécula, y a medida que aumenta se van reclutando los receptores menos afines. Según esto, la conclusión lógica es la percepción de que un determinado odorante debiera cambiar con su concentración. Sin embargo en la realidad esto no es así, debido a que el sistema olfatorio compensa estas diferencias de manera que un odorante es percibido de igual forma dentro de un amplio rango de concentraciones, como veremos más adelante (Figura 3).

Cabe preguntarse si acaso todos nosotros percibimos el mismo número de odorantes y de la misma manera. Aunque no nos es posible saber si otra persona percibe un determinado odorante de igual forma que otra, pues no tenemos cómo comunicárnoslo con precisión, posiblemente no sea así en muchos casos debido a que existen muchas diferencias genéticas entre todos nosotros, algo que está bien documentado para los genes de los receptores olfatorios. Según esto, si comparamos a dos personas cualesquiera vamos a encontrar que los genes para receptores olfatorios que ambas expresan no son todos idénticos. Los aminoácidos que componen a una proteína le otorgan una estructura que determina su función, de forma que cambios que puedan ocurrir en estos aminoácidos afectarán también la función de la proteína, lo que por supuesto vale para los receptores, dado que son proteínas. Por ejemplo, puede pensarse que dos receptores que difieran en solo uno de los aminoácidos que componen la región crítica de la proteína, que es donde se une el odorante, es suficiente para que la especificidad de ambos receptores sea totalmente distinta, es decir, ambos reconocerán moléculas totalmente diferentes. Más aún, las variaciones genéticas pueden influenciar no solamente la especificidad de un receptor por un odorante, sino que también su percepción puede cambiar radicalmente, por ejemplo, de placentera a aversiva. De lo anterior se desprende necesariamente que cada individuo posee un mundo perceptual olfatorio único. Hay algunos individuos que exhiben una muy reducida capacidad olfatoria (10-1000 veces) a una molécula en particular en comparación con la mayoría de la gente, lo que se denomina hiposmia específica. Los más estudiados son el caso del olor a sudor del ácido isovalérico, del almizcle (molécula extraída originalmente de las glándulas del ciervo almizclero ampliamente utilizada en perfumería) y de la androsterona, una feromona de jabalí. En el último caso, un 30% de las personas tienen una completa anosmia a esta feromona, mientras que el resto lo percibe con una pronunciada variación perceptual que va desde ser muy poco placentera (perciben olor similar a la orina) hasta muy placentero (dulce, floral). Las diferencias genéticas que se encuentran entre los diferentes sexos también influyen en la expresión y sensibilidad de ciertos receptores, siendo en general las mujeres más sensibles que los hombres a muchos de ellos. Otro ejemplo curioso es el olor de la orina cuando se ha comido espárragos, el cual suele ser percibido como poco placentero. Los espárragos poseen grandes cantidades de ácido asparagúsico, que al ser degradado en el cuerpo genera compuestos sulfurados que son responsables de ese olor desagradable. Hay personas que no son capaces de oler estos compuestos, lo que se debe a que hay variaciones genéticas en receptores olfatorios que causan este otro tipo de anosmia selectiva. Sin embargo, además de estas diferencias genéticas en los genes codificantes para receptores olfatorios, hay personas que no metabolizan los espárragos de la misma forma que la mayoría, por lo cual su degradación no produce los compuestos sulfurosos causantes del mal olor. Entonces, algunas personas no pueden oler el particular olor que despide la orina luego de haber consumido espárragos y otras que no producen esos olores. Interesantemente, la percepción olfatoria depende además de la experiencia de cada individuo, lo que indica el enorme grado de complejidad del mundo olfatorio de cada persona.

El sentido del gusto, como dijimos, se caracteriza por tener una capacidad muy reducida de distinguir entre los componentes moleculares de cada una de las cinco modalidades. Desde una mirada fisiológica no necesitamos, por ejemplo, distinguir entre las distintas moléculas de azúcar, pues lo relevante es que nos sintamos impulsados a consumirla para satisfacer las necesidades energéticas de nuestro organismo, sin interesar cuál sea la molécula dulce de que se trate. Mediante el metabolismo de estas substancias obtenemos la energía requerida para la realización de los múltiples procesos y funciones que ocurren en el organismo. Es revelador que la leche materna, que es el primer alimento que consumen los mamíferos cuando nacen, sea sumamente dulce. El excesivo consumo de substancias azucaradas tiene consecuencias funestas para la salud, pues favorecen la diabetes y otros graves males.

Las células gustativas sensibles al dulce responden a azúcares simples como monosacáridos (glucosa, fructosa, manosa, que tienen seis átomos de carbono formando un anillo) y disacáridos (complejos formados por dos monosacáridos, como es la sacarosa), endulzantes artificiales (sucralosa, sacarina, ciertos aminoácidos) y algunos otros compuestos reconocidos como dulces. Las proteínas receptoras de azúcares de estas células poseen múltiples sitios de unión diferentes con especificidad para este tipo de moléculas, de modo que pueden ligar una gran diversidad de substancias dulces sin que estas puedan ser discriminadas individualmente. En general los endulzantes artificiales los detectamos a concentraciones mucho menores que los azúcares naturales como glucosa y sacarosa (Figura 3B y D).

El gusto evocado por las proteínas contenidas en la carne y otros alimentos se conoce como *Umami*, un término tomado del japonés que significa sabroso. De estas extraemos los aminoácidos con que construimos nuestras propias proteínas, por lo cual naturalmente también constituyen un alimento esencial. Se entiende entonces por qué la carne, los huevos y otras fuentes proteicas nos resultan tan apetitosas. Los ácidos glutámico y aspártico son los aminoácidos más abundantes en las proteínas, y es mediante estos aminoácidos que las proteínas son reconocidas por los receptores de la membrana de las células gustativas encargadas de este gusto. Es corriente agregar glutamato en forma de glutamato de sodio a las comidas a modo de saborizante, con el fin de potenciar su gusto y de esta forma hacerlas más apetitosas. Esto explica que la industria alimentaria utilice este aditivo para exacerbar el sabor de las comidas procesadas que nosotros consumimos, y también en los alimentos para mascotas. El excesivo consumo de substancias proteicas, sin embargo, es insano y puede causar males como la gota, entre otros.

Tampoco las células del gusto amargo pueden distinguir claramente entre las moléculas correspondientes, que en muchos casos son nocivas o venenosas. Sin embargo, en este caso es por una razón diferente. Como las moléculas amargas son químicamente muy diversas, las proteínas receptoras de estas células deben necesariamente ser específicas para cada molécula. Lo que ocurre en este caso es que una célula del gusto amargo expresa la mayoría de las proteínas receptoras para substancias amargas, para las cuales el humano posee unos 30 genes. Entonces, aunque individualmente los receptores son diferentes las células son muy similares entre ellas con respecto a su escasa selectividad por las moléculas amargas.

La sal (cloruro de sodio, NaCl) es esencial en nuestra fisiología. Con el gusto salado ocurren dos cosas opuestas: los alimentos levemente salados nos apetecen, mientras que a aquellos excesivamente salados los rechazamos. El sodio juega un papel fundamental en los mecanismos que permiten la mantención de la composición iónica de los fluidos del cuerpo. Es por lo que su nivel en la sangre, en los tejidos y también en el interior de las células se encuentre muy estrictamente controlado. Un ejemplo ilustrativo, en concordancia con esto, es que en el Amazonas peruano hay papagayos que ingieren tierra de los acantilados para obtener sal, porque su contenido de sal de la vegetación selvática no alcanza para satisfacer sus necesidades. Otro caso interesante es el de los habitantes del desierto, que requieren un alto consumo de sal para restituir la que pierden con la transpiración, lo mismo que los deportistas, que utilizan refrescos ricos en sales para recuperarlas después de ejercitarse. La sal en exceso es dañina pues favorece la hipertensión y otros males, lo que explica por qué rechazamos espontáneamente los alimentos demasiado salados. El consumo exagerado de sal de manera sostenida puede incluso llegar a ser fatal, como el caso de un niño ruso de dos años de edad que hace poco tiempo falleció como consecuencia de que su niñera lo castigaba obligándolo a ingerir sal en cantidades.

En cuanto al gusto ácido, las substancias que lo estimulan aportan protones al medio, los cuales nos provocan aversión previniéndonos de ingerir aquellas que pudieran afectar directamente el epitelio de la lengua u otras partes del tracto digestivo.

Aparte de las cinco modalidades gustativas claramente identificables, existe controversia sobre la percepción del contenido graso de los alimentos. Desconocemos cómo se perciben los alimentos ricos en grasas que nos causan placer. Se sabe que las grasas son detectadas en la lengua, pero se desconocen los receptores, las correspondientes células sensoriales, así como las vías nerviosas involucradas. Se cree que los ácidos grasos y los triglicéridos serían moléculas asociadas a este gusto. En general, mientras que los triglicéridos tienden a generar respuestas hedónicas positivas o de mayor palatabilidad, la presencia de ácidos grasos genera una respuesta con valor hedónico negativa. Esta evidencia sugiere que puede haber múltiples mecanismos asociados a la percepción de la grasa en los alimentos.

Como en todo el mundo de la percepción, la respuesta positiva o negativa hacia los alimentos grasosos depende de la genética de cada individuo y de la expresión de diversos receptores en la lengua. Esto se confirma con experimentos de palatabilidad y percepción realizados en mellizos y gemelos idénticos, en donde se observó que estos últimos presentaron una mayor similitud genética entre ellos y percepciones similares frente a las grasas.

Es muy común que muchos medicamentos que se administran oralmente contengan compuestos farmacológicamente activos que los haga saber amargo, lo que crea un problema complicado cuando tratamos de convencer a menores de edad que se los tomen. Actualmente se les agrega ciertos saborizantes y endulzantes a estos remedios para hacerlos más soportables, pero en general no logran enmascarar completamente el gusto amargo que suelen tener. Actualmente se están probando en el laboratorio compuestos que posean la capacidad de bloquear directamente los receptores de estas substancias amargas que se encuentran en las células sensoriales de la lengua y de este modo inhibir la sensación amarga de esos medicamentos. Por ejemplo, en experimentos usando células gustativas humanas de la modalidad amarga en cultivo se ha podido bloquear su respuesta a substancias con este gusto mediante un medicamento antiviral que se utiliza para la inmunodeficiencia humana llamado Tenofir Alafenamida, que contiene 6-methylflavone. Esta metodología ofrece nuevas oportunidades en clínica, para poder hacer tolerable la ingesta de estos desagradables remedios amargos.

Las etapas iniciales de los sentidos químicos del olfato y del gusto, que tienen lugar en las respectivas células sensoriales ubicadas en los epitelios olfatorios de la nariz y los botones gustativos de la lengua, emplean complejos mecanismos donde participa una diversidad de proteínas que tienen papeles específicos muy claramente definidos y coordinados entre sí. Como consecuencia de la unión de una molécula de odorante, la proteína receptora sufre un cambio estructural que la habilita para acoplarse con una segunda proteína, conocida como proteína G (la G indica que tiene ligada una molécula de Guanidiltrifosfato, GTP) (Figura 4A). Al ocurrir este acoplamiento la proteína G es capacitada para unirse y activar a una tercera proteína, que es la enzima adenilato ciclasa, cuya función consiste en convertir a una molécula de ATP en otra de adenosín monofosfato cíclico (AMPc). Esto causa en el interior del cilio un aumento en la concentración de este último, el cual difunde hasta ligarse a un canal de iones que está presente en la membrana celular, produciéndose a través de este un flujo de iones generándose la respuesta eléctrica. De esta forma el AMPc funciona como mensajero químico (Recuadro 3) entre una proteína y otra diferente, permitiendo que estas indirectamente interactúen, en este caso la adenilato ciclasa con el canal de iones.

Recuadro 3. Mensajeros químicos intracelulares

Cuando una célula recibe un estímulo externo se pone en marcha un mecanismo molecular que culmina en la realización de la correspondiente función. En muchos casos este mecanismo consiste en una cascada de señalización, es decir, una serie de proteínas que se coordinan entre sí para hacerla efectiva. En la cascada interviene también una categoría de moléculas denominadas mensajeros químicos (o secundarios), que cumplen el rol fundamental de servir como comunicadores entre proteínas diferentes que están separadas espacialmente, pero que deben acoplarse funcionalmente. Sin ellos la interacción entre estas proteínas no podría realizarse y por lo tanto la cadena no existiría. La denominación de secundarios se utiliza para distinguirlos de otros mensajeros químicos que circulan por el organismo y que sirven de señales extracelulares entre células, pero que no actúan directamente adentro de estas. Estos son los mensajeros primarios, tales como las hormonas, neurotransmisores y otros.

En este tipo de mecanismos de señalización intracelular el primer componente de la cascada es una proteína receptora (de alguna señal sensorial, tales como fotones de luz, odorantes, moléculas gustativas, feromonas, neurotransmisores) y el último es una proteína (como una enzima o un canal de iones; Recuadro 1) cuya intervención produce la expresión funcional del mecanismo. Cuando se presenta el estímulo, el receptor se acopla a otra proteína, la proteína G, que a su vez se une a una enzima y la activa. La actividad de esta enzima está a su vez ligada a otra proteína, que constituye el blanco final de esta cascada de proteínas (Figura R3).

Algunos mensajeros son solubles en agua y por lo tanto pueden difundir en el interior de la célula, mientras que otros son insolubles por ser lípidos, por lo cual permanecen dentro de la bicapa lipídica de la membrana y difunden solamente dentro de la membrana. Los más comunes entre los mensajeros solubles son el ion calcio, los nucleótidos cíclicos AMPc (adenosín monofosfato cíclico) y GMPc (guanosín monofosfato cíclico) y el IP_3 (inositol trisfosfato), y entre los insolubles el DAG (diacilglicerol).

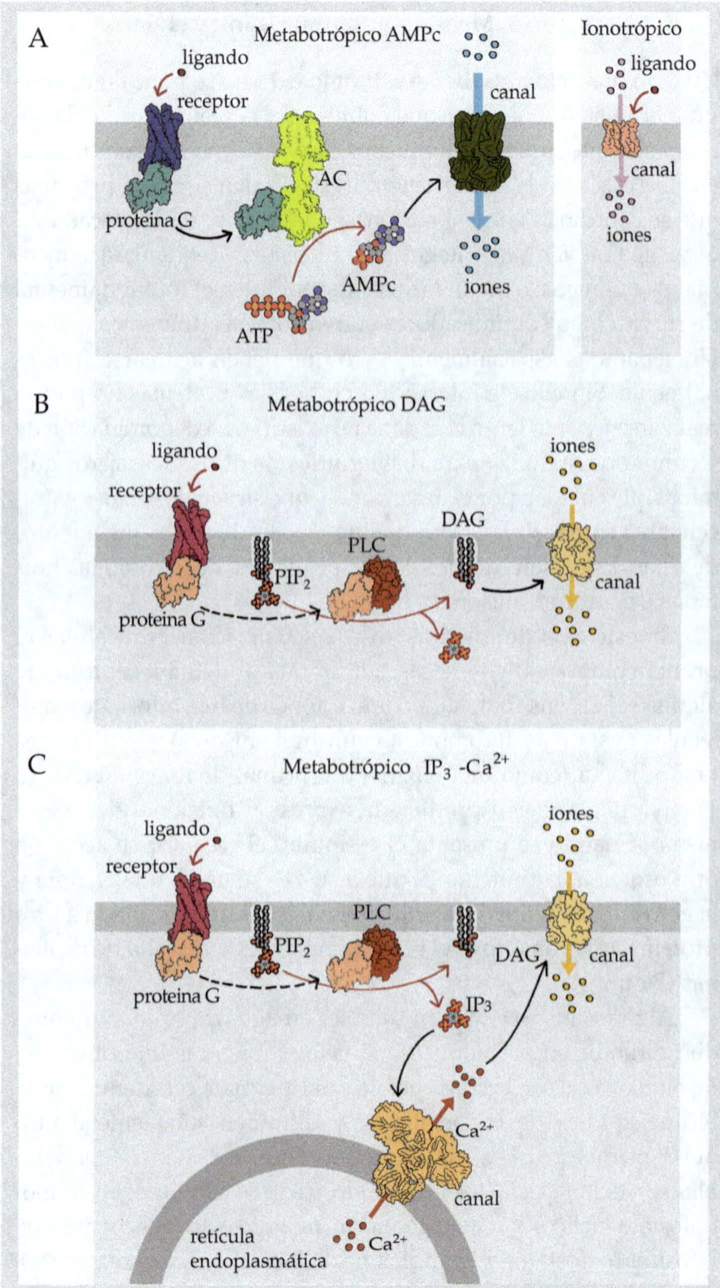
A
Metabotrópico AMPc
ligando
receptor
AC
canal
proteína G
AMPc
ATP
iones
Ionotrópico
ligando
canal
iones
B
Metabotrópico DAG
ligando
receptor
iones
DAG
PLC
PIP$_2$
canal
proteína G
C
Metabotrópico IP$_3$ -Ca^{2+}
ligando
receptor
iones
PLC
PIP$_2$
DAG
canal
proteína G
IP$_3$
Ca^{2+}
canal
retícula
endoplasmática
Ca^{2+}

En la mayoría de los casos la concentración de mensajeros químicos incrementa temporalmente durante el proceso en que están participando y prontamente retornan a sus niveles originales. Esto asegura que la duración de procesos donde intervienen estos mensajeros sea transitoria y reversible, de acuerdo con la dinámica celular.

El Ca^{2+} es el más ubicuo y versátil de todos ellos (Figura 3), pues actúa sobre una enorme variedad de enzimas regulando su actividad, mientras que la acción de los demás es mucho más limitada. La fuente del calcio puede ser el medio externo o el retículo endoplásmico, un organelo vesicular presente en el citoplasma. En el primer caso este ion ingresa al citoplasma al abrirse un canal de Ca^{2+} en la membrana celular (Figura R3-A, B y C), y en el segundo caso es liberado, en el momento en que es requerido, desde el retículo (Figura 3R-C). Este organelo almacena grandes cantidades de este ion que es aprovechado por la célula como mensajero en algunas instancias. Seguidamente al incremento en su concentración citoplasmática, el Ca^{2+} es retirado por proteínas especializadas, siendo ya sea expulsado al medio externo o bien reingresado al retículo. Por su parte el AMPc y el GMPc son producidos por las enzimas ciclasas (Figura 3R-A) y degradados por las enzimas fosfodiesterasas. En cuanto al IP_3 y al DAG (Figura 3R-B y C), ambos son generados por la enzima fosfolipasa C a partir de un fosfolípido de la membrana conocido como fosfatidilinositol trifosfato (PIP2). El IP_3 difunde al citoplasma y el DAG permanece en la membrana. Ambos actúan sobre diferentes proteínas, en el primer caso un canal de la membrana del retículo a través del cual se libera Ca^{2+} almacenado en su interior, y en el segundo una enzima o un canal de iones.

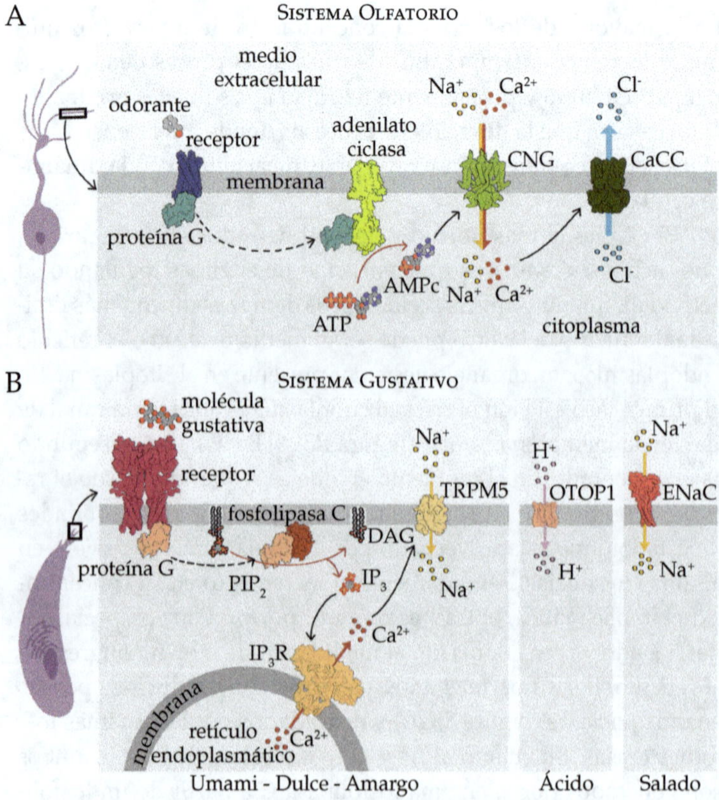

Figura 4A. Mecanismos de transducción de las neuronas olfatorias y las células gustativas. Esta figura muestra los mecanismos de transducción que tienen lugar en los cilios y en las microvellosidades de las neuronas olfatorias y de las células gustativas, respectivamente. Arriba (A), un odorante inicia la cascada de transducción al unirse a su receptor, el cual se acopla y activa a la proteína G. Luego esta difunde hasta la enzima adenilato ciclasa, que empieza a producir AMP cíclico (AMPc) a partir de ATP. El AMPc a su vez se une y activa al canal CNG, por el cual ingresan los iones sodio y calcio. Por último, el calcio activa a un canal de cloruro (CaCC). Estos flujos de iones dan origen a la respuesta eléctrica al odorante, que se propaga por el axón de la neurona olfatoria hacia los centros cerebrales. Abajo (B), hay una ilustración equivalente para la transducción gustativa, que es la misma para las moléculas de los gustos dulce, amargo y umami (aminoácidos). Aquí el receptor, al ligar una molécula gustativa, se acopla a una proteína G que en este caso activa a la enzima fosfolipasa C. Esta enzima transforma al fosfolípido de la membrana fosfatidilinositol bisfosfato (PIP2) en diacilglicerol (DAG) e inositol trisfosfato (IP_3). Este último difunde hasta ligarse y abrir a un canal de un organelo intracelular (el retículo endoplasmático) que es a la vez receptor del IP_3 (IP_3R), por el cual sale calcio desde el organelo hacia el citoplasma. Este calcio abre a otro canal en la membrana (TRPM5), por el cual ingresa sodio desde el exterior dando curso a la señal eléctrica. A la derecha se muestran los mecanismos relacionados con los gustos ácido y salado. En ambos casos estos son mucho más simples que en las demás modalidades, por cuanto solo participa una proteína, que es receptor y a la vez canal. En el primero, mostrado al medio, se representa el canal OTOP1, el cual se encuentra en las células del gusto ácido donde está permanentemente abierto, de modo que al aumentar la concentración de protones en la superficie de la lengua cuando ingerimos alguna substancia ácida, estos ingresan a la célula dando origen a la respuesta eléctrica. A la derecha se ve un canal (ENaC) que también está siempre abierto de modo que al aumentar el nivel de sodio en la lengua este es impulsado a entrar a la célula iniciándose la respuesta eléctrica.

Los canales de iones constituyen una clase de proteínas que se caracterizan por incluir en su estructura un poro que comunica el citoplasma de la célula con el medio que rodea, dejando pasar iones de un lado a otro de la membrana. Debido a que los iones poseen carga eléctrica, no son capaces de pasar libremente a través de la capa de lípidos de membrana celular por razones termodinámicas, sino que solo pueden hacerlo mediante proteínas, como por ejemplo estos canales. Los canales poseen una compuerta constituida por algunos de sus propios aminoácidos, la cual puede estar cerrada impidiendo el paso de iones, o abierta dejándolos pasar. La compuerta se encuentra estrictamente controlada según el canal, en cuanto a los momentos en que se abre y el tiempo en que permanece abierto. Por su parte, el diámetro del poro es un factor clave para seleccionar qué iones pueden pasar por el canal y cuales son excluidos. (Recuadro 1). El desplazamiento de los iones por el poro genera una corriente eléctrica, tal como cuando los electrones que se movilizan por un alambre conductor, provocando un cambio en el potencial eléctrico o voltaje existente entre ambos lados de la membrana. Este cambio de potencial es el que constituye la respuesta de la célula a un estímulo apropiado para esa célula, en este caso al estímulo olfatorio que, como ya mencionamos, es transmitida a través del axón a neuronas ubicadas en el bulbo olfatorio del cerebro. En el canal que nos concierne la compuerta se abre mientras el AMPc se encuentre unido a la proteína dejando pasar selectivamente a los iones sodio y calcio desde el exterior al interior de los cilios (Figura 4).

El calcio es el ion que más funciones cumple en las células; en general regula la función de muchas proteínas, actúa como portador de corriente y como mensajero secundario, entre otras (Recuadro 2). En caso de la quimiotransducción, aparte de ser partícipe de la corriente al ingresar al cilio, se une a un segundo tipo de canal por el cual pasa únicamente el ion cloruro, generándose una corriente adicional a la del canal activado por AMPc, de modo que son estos dos canales los que están implicados en la respuesta a los odorantes. Como antes mencionamos, la señal eléctrica que estas corrientes generan se origina en los cilios, propagándose a lo largo de la dendrita hasta el soma, donde se incorporan otros canales de diferentes características que también aportan a la respuesta celular, la cual finalmente culmina con la generación de los trenes de potenciales de acción (Recuadro 1) que viajan por axón con destino a neuronas ubicadas en el bulbo olfatorio en el cerebro. La frecuencia y duración de los trenes de potenciales de acción reflejan la intensidad y duración del estímulo. Los axones provenientes de las neuronas olfatorias en su conjunto forman el nervio olfatorio y en el bulbo establecen contactos sinápticos (Recuadro 2) con las células mitrales, que son neuronas que a su vez están conectadas con otras neuronas con las cuales forman una red neuronal, donde se integra la información generada en el epitelio olfatorio. A su vez, neuronas mitrales de esta red proyectan sus axones por el tracto olfatorio, que llega directamente a la corteza olfatoria, además de otras zonas del cerebro que participan en la percepción y la memoria olfativa.

Como ocurre en casi todos los sentidos, el olfato también se adapta, es decir, con el tiempo ocurre una reducción de la sensibilidad al odorante ante una exposición prolongada a este. Esto lo experimentamos, por ejemplo, cuando nos aplicamos un perfume antes de salir en la mañana; inicialmente sentimos intensamente su olor, pero rápidamente decae su intensidad y al cabo de unos instantes dejamos de olerlo. Lo mismo ocurre con otros olores, como el olor a comida, a café, a vino, etcétera. La adaptación es una propiedad muy importante, por cuanto hace posible que un individuo que está expuesto a un conjunto de odorantes sea capaz de detectar con claridad un nuevo odorante que se agregue a los demás en un cierto momento, aunque su concentración sea similar o incluso menor que la de los que ya estaban presentes. De no ser por la adaptación, nuestra sensibilidad para percibir un odorante en particular que surja abruptamente en un cierto momento se vería severamente limitada, pues sería enmascarado por el resto. Esta propiedad nos aporta beneficios que en algunos casos pueden ser de importancia, como por ejemplo cuando el olor se relacione con algo amenazante, como el olor a gas. Y, por el contrario, nos ayuda a suprimir un olor desagradable, o uno al que en un principio te resultó agradable, pero con el correr del tiempo su sensación se tornó desagradable. ¡Imagínate que te quedaras durante todo el día percibiendo con la misma intensidad el olor del perfume desde el momento en que te lo pusiste! La adaptación a un odorante depende de su concentración y del tiempo de exposición. Se debe principalmente a un mecanismo regulatorio en que participa el calcio y que ocurre a nivel de la quimiotransducción en los cilios olfatorios, mediante el cual las neuronas olfatorias son capaces de ajustar activamente su propia sensibilidad a un odorante. Cuando el odorante permanece en el entorno del cilio, el calcio que ingresa por el canal lo regula negativamente reduciendo su afinidad por el activador, el AMPC, lo que hace que se reduzca su actividad y por ende la corriente se reduzca y la respuesta sea más pequeña.

La quimiotransducción del sistema gustativo se lleva a cabo en diferentes tipos celulares en los botones gustativos. Uno de ellos, las del Tipo 2, comprende a su vez tres subtipos de células, uno que detecta las moléculas dulces, otro las proteínas y el otro las moléculas amargas. Los receptores de cada uno de estos tres subtipos de células gustativas son dímeros, es decir, están constituidos por dos proteínas, a diferencia de los receptores olfatorios, que son proteínas individuales, es decir, monómeros. Los dos componentes de los receptores para dulce (T12R/T13R) y los dos para proteínas (T1R1/T1R3) difieren entre sí en uno de ellos, mientras que el par del receptor del amargo está formado por dos proteínas iguales (T2R/T2R). El mecanismo de quimiotransducción desencadenado por los respectivos receptores es el mismo en los tres casos. Cuando los receptores unen a una molécula gustativa se activan y se acoplan a una proteína G, tal como los olfatorios (Figura 4B), excepto que aquí esta no es la misma y activa a una enzima diferente, la fosfolipasa C, la cual convierte al fosfolípido PIP2 (fosfatidilinositol bisfosfato) de la membrana en los segundos mensajeros IP_3 (inositol trisfosfato) y (DAG (diacilglicerol) (Recuadro 3). El IP_3, que es en este caso el mensajero secundario relevante, es soluble y difunde por el citoplasma desde la membrana celular hasta la membrana del retículo endoplasmático, donde se une a un canal de iones llamado canal receptor de IP_3. El retículo es un organelo intracelular que se encuentra en casi todos los tipos de células (tal como las mitocondrias, los lisosomas, el aparato de Golgi, entre otros) y que, además de estar involucrado en la síntesis de las proteínas, acumula en su interior grandes cantidades del ion calcio. Lo interesante es que el IP_3 causa la apertura del mencionado canal dejando salir Ca^{2+} al citoplasma, donde su concentración es muchísimo más baja. Este mismo Ca^{2+} abre al canal TRPM5 (Transient Receptor Potential Melastatin 5) de la membrana plasmática, a través del cual ingresa sodio a la célula generándose el cambio de potencial que constituye la respuesta eléctrica a la molécula gustativa. Este alcanza la región presináptica, liberándose al exterior de la célula la molécula transmisora que abre canales en la membrana de la neurona postsináptica donde se inicia una señal eléctrica que viaja al cerebro a través de una compleja travesía, como antes explicamos.

A diferencia de los tres subtipos de células gustativas mencionadas, hay otros que detectan salado y ácido, que utilizan mecanismos diferentes que no involucran cascadas de señalización. En ambos casos, sus respectivas proteínas receptoras son al mismo tiempo canales de iones.

Respecto al gusto salado, la sal de mesa está compuesta principalmente por cloruro de sodio (NaCl). Las células receptoras del gusto salado son las del Tipo 1. Cuando ingerimos sal se produce un aumento en la concentración de Na^+ en la superficie de la lengua, lo que impulsa a este ion a ingresar a la célula gustativa a través de los canales llamados ENaC (Epitelial Na^+ Channel, comúnmente presente también en otros epitelios), iniciándose la respuesta eléctrica. El ENaC es un canal cuya compuerta está permanentemente abierta, de manera que al aumentar la concentración de sal en la superficie de la lengua el Na^+ entra a la célula impulsado por el aumento de su concentración. Esta respuesta eléctrica culmina en la liberación de neurotransmisor en la sinapsis, traspasando la señal a la neurona sensorial postsináptica. El canal ENaC es inhibido específicamente por el compuesto amilorida, por lo cual esta molécula ha sido muy utilizada como herramienta para su identificación y estudio.

En el caso del gusto ácido, las células especializadas (Tipo 3) expresan un canal que es extremadamente selectivo a los protones (H^+), conocido como OTOP1 (Otopretin1). Esta característica del canal es muy importante, por cuanto el tamaño de un protón es mucho menor al de los iones, lo que le asegura a la célula su alto grado de especificidad porque solo los protones caben en el poro mientras que los iones son excluidos. Tal como sucede con el ENaC, el canal OTOP1 se encuentra siempre abierto y cuando se ingiere un alimento ácido ocurre un aumento de protones en la superficie de la lengua, siendo impulsados los protones hacia el interior de la célula iniciándose la respuesta al ácido, que se asemeja a la respuesta a la sal en las células gustativas dedicadas a ese gusto (4).

Capítulo 3
La información llega al cerebro

La información originada en el epitelio olfatorio como producto de la actividad de las neuronas olfatorias es transmitida al cerebro, que es dónde se genera finalmente la percepción de los olores y se elaboran las conductas en respuesta a esos estímulos. Si miramos especies filogenéticamente más antiguas, podemos observar que sus sistemas nerviosos son más simples que en los mamíferos y, concordantemente, las conductas mediadas por lo olores son también más estereotipadas. Organismos como el nematodo *Caenorhabditis elegans (C. elegans)*, que es un diminuto gusano de forma cilíndrica ampliamente utilizado en investigaciones científicas, exhiben sistemas nerviosos compuestos por apenas 302 neuronas agrupadas en dos cadenas laterales que se extienden a lo largo de su cuerpo, además de un grupo neuronal más complejo ubicado en la zona anterior, que comúnmente se denomina "cerebro". Posee neuronas sensoriales olfatorias ciliadas, y las respuestas olfativas consisten en conductas motoras de acercamiento o alejamiento de la fuente del odorante, dependiendo de si le es atractivo o repulsivo. En la naturaleza el *C. elegans* se encuentra generalmente en materia orgánica en descomposición, alimentándose de bacterias que liberan odorantes "frutales" atractivos como el isoamil alcohol. Otros compuestos provenientes de bacterias que son nocivas para este gusano, entre ellos el ácido dedaconoico, inducen en estos animales a escapar.

Los seres humanos, en cambio, poseemos un sistema nervioso mucho más complejo con un cerebro que posee cerca de 86 mil millones de neuronas, por lo que obviamente el abanico de acciones conductuales que podemos realizar en respuesta a estímulos sensoriales son muchísimo más elaborados, integrando el contexto y la experiencia del individuo. Los intrincados circuitos neuronales del cerebro que procesan la información que deriva de las neuronas sensoriales olfatorias se encuentran organizados de una manera notablemente más simple en comparación con los sistemas visual y auditivo. Esta característica del sistema olfatorio ha sido explotada por los científicos como modelo experimental y teórico para desentrañar aspectos básicos acerca de cómo ocurre el procesamiento de las señales sensoriales en general, no solo en este, ya que todos ellos comparten muchas características.

En particular, se han utilizado la rata y el ratón como modelos para estudiar el sistema olfatorio, ya que su circuitería y organización neuronal es muy similar a la de los seres humanos. Más aún, como ya mencionamos, en estos animales las señales olfatorias son las más relevantes entre todas las señales sensoriales para gatillar conductas de sobrevivencia ante situaciones de peligro (como la presencia de depredadores), búsqueda de fuentes de alimentos, reproductivas como el apareamiento o marcación de territorio. Utilizando estos modelos, los investigadores han logrado describir en detalle la circuitería central del sistema olfatorio que resumiremos a continuación.

Una vez que el estímulo proveniente del odorante es transducido por las neuronas sensoriales del epitelio olfatorio, la información se transmite hacia el bulbo olfatorio (Figura 5A). Es muy interesante el hecho de que cada una de las neuronas del epitelio olfatorio que expresan el mismo receptor de odorantes proyecten sus axones hacia un mismo punto bien definido del bulbo olfatorio, denominado glomérulo. Los glomérulos son unidades estructurales y funcionales de forma circular, mayoritariamente constituidos por esos axones y las dendritas de las neuronas mitrales, que en ese lugar establecen sinapsis entre sí, además de las neuronas periglomerulares, denominadas así porque se encuentran rodeando (*peri*) el glomérulo formando su característica geometría (Figura 5B). Cuando se activan las neuronas sensoriales a su vez activan a las neuronas de los glomérulos, aunque no cualquiera. Recordemos que cada neurona sensorial olfatoria expresa un único tipo de receptor de odorantes y que aquellas que expresan el mismo receptor conforman una única subpoblación, de forma que se da una convergencia de los axones de las neuronas de la subpoblación hacia un único glomérulo, implicando que la activación de una subpoblación neuronal está correlacionada con la activación de su correspondiente glomérulo. Por ejemplo, los axones de cada una de las distintas subpoblaciones de neuronas implicadas en la detección del odorante eucaliptol (nos huele a eucalipto) –recordemos que comúnmente son varias subpoblaciones las que participan en la detección de un odorante– converge al glomérulo al cual solo llegan los axones de esa subpoblación. De modo que el patrón de neuronas sensoriales que participan en la detección de este odorante se corresponde con un patrón equivalente de glomérulos distribuidos espacialmente en la periferia del bulbo olfatorio. Este estereotipado ordenamiento de los glomérulos crea un mapa espacial u *odorotópico* que es único para cada odorante. Si lo que estamos oliendo corresponde a una mezcla de odorantes, como por ejemplo al café, se activará un número considerable de subpoblaciones de neuronas olfatorias y el mapa odorotópico glomerular será bastante complejo, muchísimo más que el de un odorante único, como sería con el isoamiloacetato (que le da a la banana su olor característico). Como podemos oler cientos de miles de odorantes diferentes y los mapas *odorotópicos* son únicos para cada odorante, existen millones de mapas posibles. Es un hecho interesante que las neuronas olfatorias se encuentren en mucho mayor número que los glomérulos (del orden de 1.000/1) y que aquellas que conforman una subpoblación se encuentren dispersas en el epitelio convergiendo al respectivo glomérulo. Puede pensarse que cada glomérulo tiene alrededor de 1.000 antenas ampliamente distribuidas en la superficie del epitelio dispuestas a detectar el respectivo odorante, lo que permite una mucho mayor probabilidad de que este sea detectado que si estas neuronas estuviesen agrupadas en un mismo lugar, y también si es que cada glomérulo estuviese conectado a una única neurona olfatoria (Figura 5).

Habíamos mencionado que en el epitelio olfatorio existe un permanente reemplazo de neuronas, a pesar de lo cual el universo olfativo que cada uno de nosotros tenemos no sufre cambios apreciables a lo largo de los años. Esto sugiere que la proporción de los diferentes receptores no cambia perceptiblemente con el recambio neuronal. Para que esto se cumpla, necesariamente el axón que proyecta cada nueva neurona del epitelio debe dirigirse correctamente al mismo glomérulo con el que se encuentran conectadas las demás neuronas que expresan el mismo receptor, es decir, de su misma subpoblación, de manera que el patrón odorotópico de los glomérulos del bulbo olfatorio se conserva a pesar del reemplazo de las neuronas olfatorias. ¿Qué orienta a los axones de las nuevas neuronas a dirigirse correctamente a los glomérulos que les corresponden? ¿Están programadas genéticamente las neuronas para conservar el lugar de proyección axonal? ¿Existen moléculas que sirvan para guiar a los axones en este proceso? El hecho que en el terminal del axón también se encuentran receptores idénticos a los que están en los cilios podría ser crucial, pero cómo estos receptores podrían guiar al axón forma parte de los misterios del sistema olfatorio.

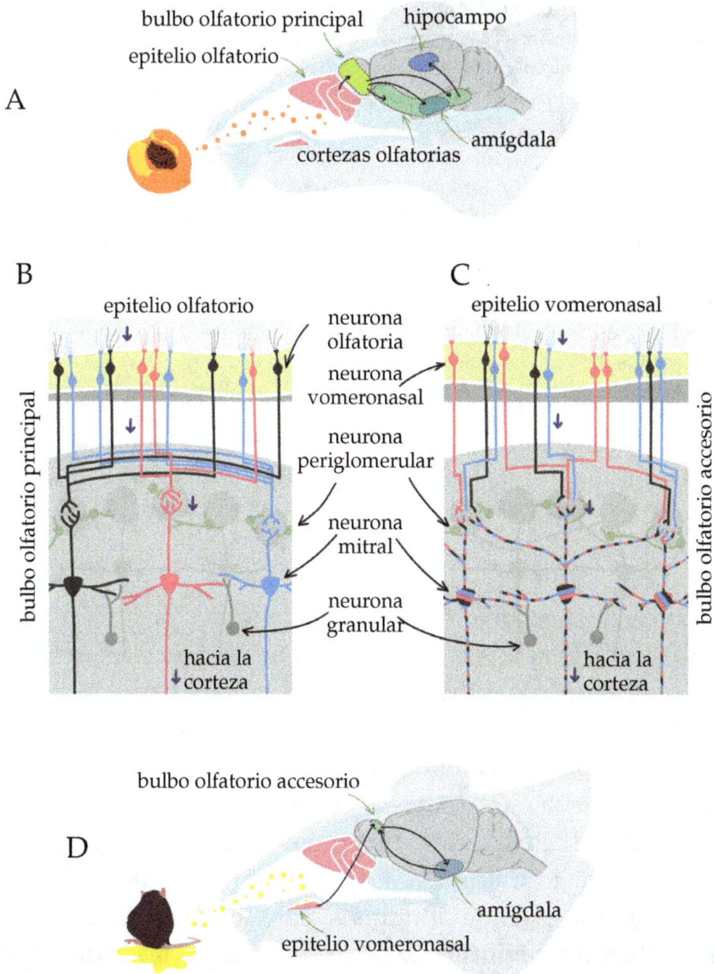

Figura 5. Circuitos neuronales olfatorios en roedores. En esta figura se comparan los circuitos olfatorios principal y accesorio de ratón. Arriba (A) se ilustra la cabeza de un ratón destacándose las estructuras anatómicas que conforman el sistema olfatorio principal. Este sistema detecta principalmente moléculas volátiles que percibimos como olores (como el durazno) en neuronas sensoriales ubicadas en el epitelio olfatorio. La ruta que sigue la transmisión de la información se describe con flechas negras. Abajo (D) se ilustra el sistema olfatorio accesorio, el cual detecta principalmente feromonas secretadas por animales de la misma especie en la orina y otras fuentes.

En la ilustración del centro a la izquierda (B), se muestran los circuitos neuronales incluidos en el epitelio olfatorio y bulbo olfatorio principal. Los axones de las neuronas olfatorias hacen sinapsis con las neuronas mitrales del bulbo en los glomérulos, estructuras redondas bien definidas. Todas las neuronas olfatorias que expresan un determinado receptor de odorantes (en el esquema las de un mismo color) se dirigen a un mismo glomérulo: las neuronas mitrales que conectan con un glomérulo solo lo hacen con ese, sin tener conexiones con ningún otro, igualmente las negras y azules. En la periferia de los glomérulos hay también otras neuronas, las periglomerulares (inhibitorias). Más abajo están las neuronas granulares (inhibitorias), que hacen sinapsis con las dendritas de las mitrales (excitatorias). Los axones de las neuronas mitrales se proyectan directamente a la corteza olfatoria y a otras regiones cerebrales. En el esquema del centro a la derecha (C), se ven los circuitos del epitelio vomeronasal y el bulbo olfatorio accesorio. A diferencia del anterior, en este caso cada glomérulo recibe axones de neuronas del epitelio vomeronasal que expresan receptores diferentes. Además, las neuronas mitrales conectan con más de un glomérulo. Los axones de las mitrales se dirigen a otras regiones cerebrales que procesan la información referente a las feromonas.

Una vez en el bulbo olfatorio los potenciales de acción que arriban por los axones de las neuronas sensoriales activarán a las neuronas mitrales, y estas a su vez transmitirán la información que les llega hacia otras regiones del cerebro, tales como la corteza olfatoria y la amígdala. Cada neurona de la corteza recibe e integra información que le llega de varios glomérulos, lo que finalmente especifica la percepción que cada individuo tiene respecto a la *identidad* de cada odorante o mezcla de odorantes. Esto implica que el cerebro utiliza un conjunto de áreas especializadas para procesar la información que recibe desde la nariz (Figura 5A).

Sin embargo la transmisión de la información olfativa no es simplemente traspasada secuencialmente de una región a otra, como hacen los atletas de una carrera de relevo, donde traspasan la posta de un corredor al que le sigue y este al próximo, hasta alcanzar la meta. Por el contrario, en cada una de las regiones de relevo de la vía olfatoria la información es remodelada antes de ser transmitida a la siguiente. Es como si cada atleta, antes de entregar la posta al que sigue, la pintara, le cambiara el material o la forma. En esta remodelación de la información olfatoria participan circuitos neuronales locales propios de cada región de la vía olfatoria, que incluyen circuitos inhibitorios que regulan negativamente a otros circuitos excitatorios, que tienen el efecto opuesto.

Las neuronas mitrales son del tipo excitatorio, lo que significa que al recibir un estímulo de parte de las neuronas olfatorias disparan potenciales de acción que tienen un efecto también excitatorio sobre las neuronas de la corteza olfatoria que inervan. Por el contrario, las neuronas periglomerulares son inhibitorias, es decir, al ser activadas inhiben las neuronas con las cuales hacen sinapsis. Entonces, cuando un odorante activa a una neurona sensorial esta activará a neuronas periglomerulares inhibitorias y a neuronas mitrales excitatorias en el glomérulo.

El rol de estas neuronas inhibitorias, tal como las que se encuentran en todo el cerebro, es regular la actividad de las neuronas excitatorias. Sin ellas el cerebro no sería capaz de "filtrar" la información de modo que todos los estímulos que llegasen a él serían percibidos, causando una hiperactividad de los distintos circuitos neuronales que provocaría un constante estado epiléptico caótico inducido por las señales provenientes de nuestro amplio mundo sensorial. Por otro lado, un exagerado ambiente inhibitorio cerebral impediría que pudiéramos sentir adecuadamente nuestro mundo sensorial, como cuando nos ponemos tapones en los oídos para no escuchar o gafas oscuras para atenuar la luz que entra en nuestros ojos. Es por esto que el cerebro debe mantener un perfecto balance entre las actividades excitatoria e inhibitoria de los circuitos neuronales para que podamos percibir de manera apropiada los estímulos que nos llegan.

En el glomérulo, las neuronas inhibitorias filtran la información olfativa de fondo. La información de fondo se debe a aquellos olores relacionados con odorantes que están presentes, pero que ya no tiene significancia para el individuo. Generalmente están en un determinado ambiente de forma constante y en bajas concentraciones. Cuando ingresan estos olores de fondo a la nariz las neuronas sensoriales se activarán levemente, activando a su vez a las neuronas inhibitorias del glomérulo y en menor grado a las excitatorias. Al activarse las neuronas inhibitorias inhibirán a las neuronas mitrales, impidiendo que la información fluya hacia la corteza. Solo si la actividad de las neuronas sensoriales por un cierto odorante alcanza un nivel suficientemente alto, la activación de las respectivas neuronas mitrales resultante sobrepasará la inhibición debida a las periglomerulares, de modo que la información podrá ser transmitida y continuar hacia los siguientes centros cerebrales. El bulbo olfatorio posee un segundo filtro de neuronas inhibitorias, que son las células granulares, las cuales inhiben a las dendritas laterales de las neuronas mitrales (Figura 5B). De manera que mientras que las neuronas inhibitorias periglomerulares actúan como filtro para el ingreso de la información al bulbo, acotando la información que sale del bulbo a los otros centros cerebrales las granulares actúan como filtros de salida. Es por medio de esta estrategia que somos capaces de desestimar inconscientemente los estímulos que generan ruido de fondo (en este caso ruido olfatorio) y percibir con claridad aquellos odorantes que están en mayor concentración. El cerebro es sumamente eficiente en su labor y redundante en realizar algunas computaciones neuronales que son críticas para los organismos. Es decir, hay duplicidad de circuitos neuronales que generan la misma función.

Las neuronas mitrales extienden una única dendrita hacia un único glomérulo, por lo que solo las neuronas sensoriales de una subpoblación que proyectan a ese glomérulo las pueden contactar. Esta conectividad permite que el mapa odorotópico de los glomérulos, propio y único de cada mezcla, se mantenga en la capa más profunda de las neuronas mitrales y viaje por el bulbo olfatorio a modo de "columnas" funcionales paralelas (Figura 5B). Si estas columnas fuesen percibidas de manera aislada producirían la sensación de que el individuo está oliendo muchos odorantes distintos simultáneamente, cada uno asociado a una columna. En la realidad, la mayoría de lo que olemos son mezclas de odorantes, como son el café o una rosa, una uva; sin embargo nuestra percepción es la de un objeto que tiene un olor único y propio y no una sumatoria de los odorantes individuales que lo constituyen. Esta información que se transmite aisladamente a través de circuitos columnares debe integrarse sistemáticamente en alguna región del cerebro, de modo que el individuo pueda reconocer esa mezcla particular de odorantes como el mismo olor cada vez que se exponga a ella. En efecto, esta condición se cumple sobre la base de que una neurona mitral dirige su axón hacia múltiples neuronas de la corteza olfatoria y que a una neurona de la corteza olfatoria arriban los axones de múltiples neuronas mitrales. Estas neuronas se encuentran dispersas en toda esta corteza de manera aparentemente azarosa, lo que hace que el mapa odorotópico bien definido e identificable del bulbo olfatorio se pierda en la corteza y la información se integre.

El hecho que las neuronas mitrales del bulbo hagan de mediadoras directas de la transmisión de las señales eléctricas originadas en las neuronas olfatorias epiteliales, como producto de la quimiotransducción a la corteza olfatoria, es una particularidad única del sistema olfatorio. En los demás sistemas sensoriales la información proveniente de las células receptoras especializadas (del oído, ojos, piel, lengua) es derivada hacia una zona de relevo del cerebro denominada tálamo, desde donde son dirigidas hacia otras regiones hasta arribar finalmente a la corteza sensorial correspondiente (corteza auditiva, visual, somatosensorial, gustativa). El tálamo cumple variadas funciones, entre las cuales está la de modificar o "afinar" la información sensorial entrante antes de ser derivadas a las dichas cortezas. En cambio, como se indicó, las neuronas olfatorias proyectan sus axones directamente desde la nariz al bulbo olfatorio y de ahí las neuronas mitrales proyectan a la corteza olfatoria, esquivando al tálamo. Así, la red neuronal del bulbo olfatorio cumple un importante rol modulador de la información que envía a la corteza, razón por la cual algunos lo denominan tálamo olfatorio.

Las particularidades del sistema olfatorio se pueden apreciar también en la estructura de su corteza. Esta se ubica en la parte basolateral del cerebro y está compuesta por tres capas de neuronas dispuestas ordenadamente en sentido horizontal, que se conectan entre ellas vertical y horizontalmente. Las cortezas de las demás modalidades sensoriales, en cambio, son mucho más complejas porque están formadas por seis capas de neuronas. Se considera a la corteza olfatoria una corteza primitiva o paleocorteza, por su semejanza con las que poseen vertebrados más simples, como los anfibios y reptiles, y que la evolución conservó en la corteza olfatoria de los mamíferos. La relativa simplicidad de la corteza olfatoria puede relacionarse tal vez con el hecho que la naturaleza de la información olfatoria sea menos compleja que otras señales sensoriales, especialmente visuales y auditivas. Todas estas particularidades estructurales del sistema olfatorio han ayudado a comprender algunos aspectos de cómo el cerebro es capaz de elaborar la percepción olfativa de un odorante y en cierta medida proyectarlo a los demás sentidos, donde estudios equivalentes son mucho más difíciles debido a su mayor complejidad.

Hasta el momento hemos descrito cómo los circuitos neuronales involucrados se activan e inhiben con los odorantes que provienen del medioambiente, pero la percepción final de esta señal depende no solo de los estímulos, sino que también del estado interno del individuo. Por ejemplo, un mismo odorante se puede percibir de manera distinta si el individuo está durmiendo o despierto y atento a los odorantes si está en una situación de peligro o hambriento. Así, los circuitos neuronales del bulbo y la corteza olfatoria son influidos además por otros circuitos que se encuentran en áreas lejanas del cerebro que responden al estado interno en la que se encuentra la persona en un cierto momento. Estas neuronas ubicadas en regiones especializadas lejanas del cerebro que procesan la información olfativa proyectan sus axones hacia el circuito del bulbo olfatorio, regulando la actividad de las neuronas locales inhibitorias (las granulares y periglomerulares) y también las excitatorias (mitrales). Esta "conversación" de circuitos neuronales provenientes de regiones distantes deriva finalmente en la percepción del estímulo sensorial que evoca la correspondiente respuesta conductual, en sintonía con el contexto en el que se encuentra el organismo.

Respecto al sistema gustativo, se conoce menos acerca de los circuitos neuronales involucrados en la percepción del gusto. Sabemos que la información de las células sensoriales de la lengua pasa la posta a neuronas sensoriales que las inervan, cuyos somas se encuentran en los ganglios geniculado y petroso. Células que responden al dulce transmiten la información a neuronas del ganglio que reciben solo la información del dulce, y así con cada tipo de células del botón gustativo que conecta con las respectivas neuronas ganglionares. La rama del axón de las neuronas sensoriales que no se dirige a la lengua lo hace al núcleo del tracto solitario del cerebro. Neuronas en este último núcleo relevan la información hacia el núcleo parabranquial y de ahí pasa al tálamo hasta alcanzar finalmente la corteza gustativa (Figura 1C). Esta conectividad se mantiene en el tiempo a pesar de que las células gustativas tienen un tiempo de vida acotado (aproximadamente de unos 15 a 20 días), siendo restituidas por células madre ubicadas en los mismos botones gustativos.

Luego de décadas de controversia se determinó que la corteza gustativa tiene neuronas especializadas para cada una de las modalidades del gusto que se agrupan segregadamente en sectores acotados de esta corteza. La gran mayoría de las neuronas que se han estudiado responde a una sola modalidad gustativa, aunque existe un pequeño grado de sobreposición entre dichos sectores. Esta distribución diferencial de las modalidades del gusto en la corteza gustativa determina un mapa "gustotópico", contrariamente a lo que ocurre en la lengua, donde los botones gustativos contienen células sensoriales de todas las modalidades.

Capítulo 4

Percepción de los sentidos químicos. Todo ocurre en el cerebro

El término percepción sensorial se refiere al proceso en el cual el cerebro selecciona, organiza, integra e interpreta los estímulos sensoriales que son transducidos por las neuronas sensoriales periféricas. La percepción sensorial es única de cada individuo y no puede disociarse de su experiencia previa (aprendizaje, memoria, contenido emocional y expectación) o de sus características socioculturales. Imaginemos, por ejemplo, que un turista viaja a un país del Medio Oriente en que cocinan con abundancia de especias que huelen intensamente. Aquellos olores resultan tremendamente atractivos para quienes desde siempre han estado expuestos a ellos, pero para alguien que no esté acostumbrado podrían resultarle desagradables. O alguien para quien el olor a mariscos frescos solía serle sumamente atractivo, hasta el día en que le provocaron una intoxicación. La próxima vez que esta persona perciba ese olor sentirá una repulsión, impulsada por su mala experiencia. Comenzaremos describiendo aquellas características de los olores y sabores que conocemos en parte como son codificados en el cerebro, para luego agregar algunas ideas sobre cómo es que la percepción de estos estímulos es alterada o cambiada con la experiencia.

Hemos comentado que la identidad de un odorante se correlaciona con el patrón de las subpoblaciones de neuronas olfatorias que participan en la detección de ese odorante y con el correspondiente y único mapa *odorotópico* que existe en el bulbo olfatorio, así como con la posterior integración de la información que le llega a la corteza relativa a esa molécula. Las subpoblaciones de neuronas olfatorias en la nariz implicadas en el patrón correspondiente a un odorante dependen de su concentración y también del relativo grado de afinidad o atracción que el receptor de células de cada una tiene por ese odorante. De acuerdo con esto, cuando el odorante se presenta a una concentración muy baja solo intervienen las familias de neuronas sensoriales olfatorias con mayor afinidad por la molécula, y a medida que la concentración se aumenta se van incorporando gradualmente las demás neuronas con menor afinidad, hasta que todas aquellas que tengan algún grado de afinidad por ese odorante son reclutadas. Así, mientras mayor la concentración, más complejo el mapa *odorotópico*; por lo tanto, el mapa *odorotópico* que se constituye en el bulbo depende de la concentración del odorante.

Muchos animales utilizan estrategias que les permiten elevar la concentración del odorante dentro de las fosas nasales para exacerbar su percepción y discriminar con mayor claridad su olor. Por ejemplo, suelen aproximarse a la fuente de origen del estímulo olfatorio, o aumentar la frecuencia y la duración de los olfateos inhalando el aire de manera más profunda. Otra estrategia también utilizada para discriminar con mayor precisión un odorante de su entorno consiste en procesos voluntarios de atención. La atención en este contexto es un proceso cognitivo a través del cual un individuo se concentra en un aspecto discreto de su mundo sensorial ignorando otros que en ese momento no le son relevantes. Imagina que ingresas a una tienda a comprar un perfume. Inmediatamente vas a oler múltiples aromas de una variedad de perfumes que van a activar neuronas sensoriales y en definitiva a neuronas en tu corteza olfatoria. Le pides al vendedor que te dé una muestra del que interesa. En ese momento tu atención la enfocarás en oler ese perfume ignorando a los demás, a pesar de estar estos también presentes en el entorno. Esto ocurre debido a la intervención de otras regiones cerebrales sobre los circuitos que procesan la actividad olfatoria. Una de ellas se denomina cerebro basal. Esta región o núcleo cerebral contiene neuronas cuyo axón libera acetilcolina, que es un neurotransmisor (Recuadro 2) involucrado en una variedad de funciones, como son el ciclo sueño-vigilia, la memoria, el aprendizaje y la discriminación de estímulos sensoriales. Las neuronas de este núcleo proyectan sus axones al bulbo y corteza olfatorios, adonde liberan ese neurotransmisor. En el bulbo la acetilcolina produce la activación de todos los circuitos inhibitorios que se encargarán de "silenciar" la actividad de algunas neuronas de esa zona. Así, cuando olemos con nuestra atención puesta sobre un determinado perfume, se suprimen todas las neuronas que estaban siendo activadas con los perfumes de fondo, gracias a lo cual logramos discriminarlo y percibirlo preferencialmente.

Aumentando la concentración de un odorante en la nariz o a través de procesos atencionales permiten identificarlo con mayor precisión. Sin embargo, como mencionamos antes, la identificación de los odorantes es notablemente estable, ya que no depende de la concentración en la que lo encontremos. Imagínate que al despertarte hueles el sutil e irresistible olor a pan amasado, lo que te impulsa a saltar de tu cama y dirigirte a la cocina, donde los panes están siendo sacados del horno. En todo el trayecto a medida que te acercabas a la cocina la intensidad de su olor aumentaba en tu nariz, pero en ningún momento dejaste de sentir que ese olor era al pan. Esto es muy sorprendente, por cuanto el mapa odorotópico glomerular se modifica en relación con la concentración del odorante. ¿Cómo es posible entonces que la percepción de un mismo olor no cambie con la concentración? La respuesta se encuentra en la temporalidad de activación de las neuronas. Este fenómeno, que se denomina *codificación invariante de la concentración*, se debe a que las distintas subpoblaciones de neuronas olfatorias participantes y los concomitantes glomérulos no se activan de manera simultánea o sincrónica en respuesta al odorante, sino que lo hacen secuencialmente (5). Los glomérulos que responden a las menores concentraciones (correspondientes a las neuronas con mayores afinidades) permanecen activos y se van sumando gradualmente a los demás hasta que a concentraciones más intensas se activa el total de los relacionados con ese odorante, es decir, el mapa odorotópico de cada odorante en el bulbo olfatorio se va ampliando con el tiempo y con la concentración, pero es el conjunto inicial de glomérulos el que codifica la *identidad* del odorante. Los que se activan más tardíamente entregarían información sobre la *concentración* del odorante. Si bien ocurre un retardo en la transmisión de la información sobre la concentración relativa a la de la identidad, su integración en la corteza olfatoria procede tan velozmente que no alcanzamos a apreciar esa diferencia temporal (de centenas de milisegundos), por lo cual percibimos ambas características simultáneamente. En concordancia con lo anterior, neuronas en la corteza olfatoria que también se activan inicialmente con la inhalación del odorante mantienen su actividad al aumentar la concentración; estas neuronas seguramente corresponden a aquellas que se encuentran asociadas a las neuronas mitrales, que fueron las primeras que se activaron en el bulbo olfatorio.

Recuadro 4. Optogenética y conducta

La optogenética es una técnica que se utiliza para poder controlar la actividad de las neuronas con pulsos de luz. Lleva su nombre porque combina técnicas genéticas para expresar canales sensibles a luz denominadas opsinas en neuronas de mamíferos y estimulación con luz a través de una fibra óptica para manipular su actividad. Se utiliza ampliamente para estudiar la contribución de ciertos circuitos neuronales en aprendizaje, memoria, adicción, toma de decisiones y percepción sensorial, entre otros (16).

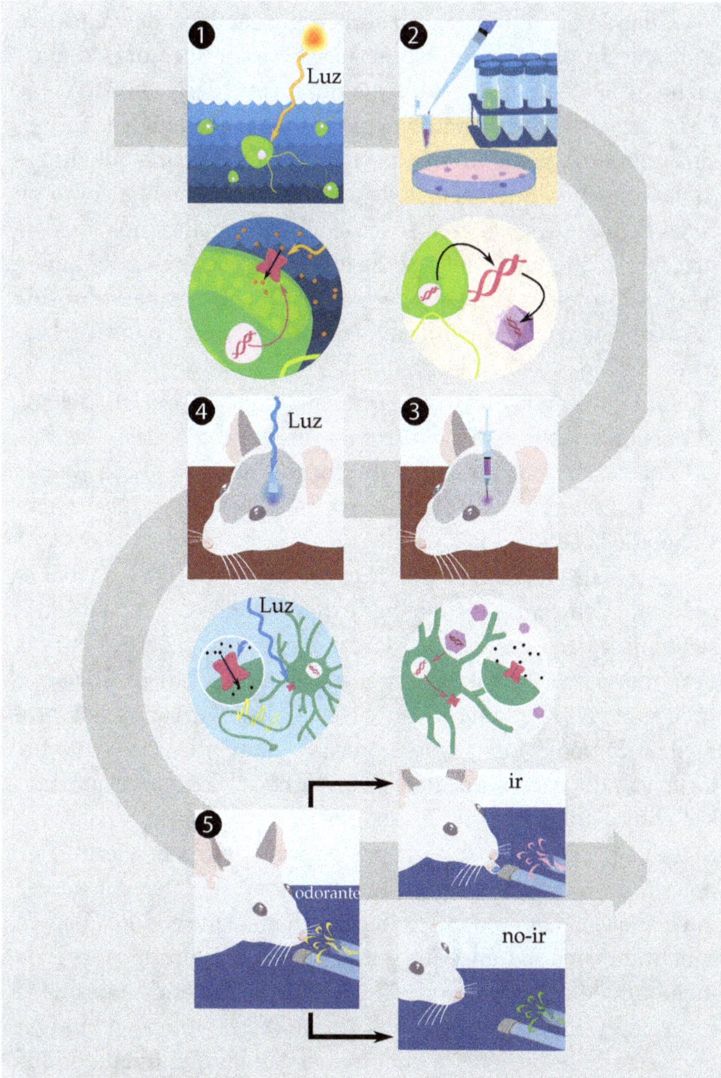

Las opsinas son proteínas que tienen un papel clave en funciones que son mediadas por luz, como por ejemplo en las neuronas que transducen la luz en la retina (los fotorreceptores), pues poseen la propiedad de absorber fotones cuando tienen ligada una molécula de un aldehído, condición en que pasan a llamarse rodopsinas.

Cuando las rodopsinas absorben luz cambian de conformación, iniciando en las células sensoriales fotorreceptoras el fenómeno de la fototransducción, que finalmente deriva en la visión. La técnica de la optogenética explota esta propiedad de la rodopsina, pero utilizando un tipo particular de rodopsina que difiere de la del ojo en que además de absorber luz funciona como un canal de iones, por lo cual se le denomina canalrodopsina. Esta proteína, a diferencia del caso de los fotorreceptores, no requiere de otras proteínas para realizar su función. Esta canalrodopsina es una proteína que fue inicialmente descubierta en la membrana de las algas unicelulares, donde cumple la función de iniciar movimientos en estos organismos en respuesta a la luz del sol, por ejemplo, acercarse a la luz para realizar fotosíntesis. En este caso particular, cuando la canalrodopsina absorbe luz se abre su poro permitiendo el paso de iones, con lo que se produce la activación de la célula (1).

La canalrodopsina se puede expresar en neuronas de mamíferos mediante varias estrategias experimentales. En una de ellas se identifica el segmento en el ADN del alga que codifica para la canalrodopsina, se aísla, y se genera un constructo genético que se inserta en el genoma de un virus (2). Este virus posee la propiedad de poder infectar neuronas de mamíferos, pero que fue incapacitado para replicarse como lo hacen los virus que causan enfermedades (como los del resfrío), por lo cual no dañan a las células. El virus se inyecta posteriormente con una jeringa de precisión exactamente en la región cerebral de interés. Una vez infectadas las neuronas, el material genético que codifica para la canalrodopsina se transcribe y se expresa la canalrodopsina en la membrana de estas neuronas a partir de 48 horas después de la inyección (3). Finalmente se inserta una fibra óptica en el lugar que se desea estimular, la cual es acoplada a una fuente de luz láser. La luz puede ser encendida y apagada con una altísima resolución temporal, lo que permite dar intensos pulsos de luz de muy breve duración (milisegundos), los cuales abren la canalrodopsina activando a las neuronas (4).

Hay una variedad de tipos de canalrodopsinas provenientes de distintos organismos (incluyendo bacterias) que son sensibles a la luz de diferentes longitudes de onda (amarillo, azul); algunas de estas proteínas pueden activar y otras inhibir a las neuronas que las expresan. Una vez que los animales expresan la canalrodopsina y se les ha implantado la fibra óptica, son expuestos a pruebas conductuales, en donde se evalúa el rol de los circuitos neuronales infectados. En el ejemplo (5), un animal está realizando la prueba de ir/no-ir (*go/no-go*), en donde aprende a lamer un tubito en respuesta a un olor recompensado (representado con el color rosa) y a no lamerlo cuando se le presenta un olor no recompensado (representado con el color verde). La recompensa por lamer de manera correcta cuando se presenta el olor recompensado, es agua. El animal realiza esta prueba en ausencia y presencia de luz para determinar el efecto que tiene en la conducta la activación experimental de las neuronas de interés. Dependiendo del diseño del experimento, la conducta puede ser inducida iluminando las neuronas implicadas en esa conducta en ausencia del olor recompensado, o, por el contrario, la respuesta al olor recompensado puede ser suprimida si se iluminan en el momento preciso las neuronas de la misma conducta.

El impacto que esta técnica ha tenido en el campo de las neurociencias ha sido espectacular, y ha permitido no solo avanzar en el entendimiento de la neurobiología de la conducta, sino que también en el desarrollo de aplicaciones biomédicas; por ejemplo, utilizando esta técnica se logró recuperar parcialmente la visión de un paciente ciego por neurodegeneración de la retina.

Recientemente se han producido avances espectaculares y revolucionarios en el desarrollo de nuevas metodologías que han permitido ampliar enormemente nuestra comprensión del funcionamiento del cerebro, incluyendo el sistema olfatorio y cómo los odorantes son percibidos. Existe en la actualidad la tecnología para manipular con total precisión grupos neuronales específicos, lo que ha hecho posible relacionarlos con las funciones en que estos participan. La técnica denominada *optogenética* permite intervenir genéticamente a las neuronas de interés de manera selectiva para controlar artificialmente y de manera individual su actividad (Recuadro 4). Mediante esta técnica se inyecta, en el sitio preciso donde estas se encuentran, un virus al que se le ha introducido previamente el gen de la *canalrodopsina,* que codifica para un canal de iones que tiene la propiedad de ser abierto por luz. De este modo, simplemente aplicando luz se abre el canal permitiendo el ingreso de iones y la generación de potenciales de acción. Una vez que el virus ha ingresado a la neurona esta comienza a expresar grandes cantidades de canalrodopsina que se van incorporando en la membrana celular. Como comentáramos en el párrafo anterior, la expresión de esta proteína se puede dirigir a un grupo muy específico de neuronas, lo que en el caso del cerebro es muy relevante dado que este es un órgano muy heterogéneo y está formado por una gran diversidad de poblaciones de neuronas que difieren considerablemente en su fisiología, anatomía y conectividad. Así, al aplicarse la luz se activarán todas aquellas células que expresan la canalrodopsina, con lo que es posible identificar qué circuito neuronal se involucra en la percepción y de qué manera. Utilizando esta técnica se expresó canalrodopsina en las neuronas sensoriales olfatorias de un ratón y se evaluó el efecto que tenía al iluminarlas con una luz láser mediante una fibra óptica implantada sobre el epitelio olfatorio. A los investigadores les interesaba evaluar si es que la activación artificial de esas neuronas sensoriales podía generar una percepción equivalente a la de un odorante sin que este estuviera presente. Observaron que efectivamente el estímulo luminoso generaba un "olor fantasma" causado por una activación de las neuronas sensoriales en ausencia de olor. El paso siguiente fue investigar con este método la conducta del animal cuyas neuronas estaban siendo activadas por la luz.

Para evaluar variados aspectos de procesamiento cognitivo y sensorial, así como los circuitos neuronales involucrados, los neurocientíficos utilizan ciertas pruebas conductuales estandarizadas que incluyen pruebas de aprendizaje asociativo, es decir, en las que se busca evaluar su conducta combinando una determinada tarea que se le asigna al animal con una recompensa que lo motive a realizarla. Seguramente ustedes han escuchado del clásico experimento de Ivan Pavlov denominado aprendizaje pavloviano, realizado a finales del siglo XIX. Pavlov, luego de notar que los perros salivaban cada vez que se les daba comida, comenzó a hacer sonar una campana cuando los alimentaba. Observó que el perro asociaba el sonido de la campana con la presentación de comida después de repetirlo varias veces, de forma que el perro salivaba en respuesta al sonido de la campana sin importar si junto con eso se le ofrecía o no comida. Con esta observación demostró que se generó un aprendizaje asociativo entre el sonido de la campana y la comida. Al sonido de la campana se le llama estímulo condicionado. Este aprendizaje asociativo se concreta por la activación simultánea entre los circuitos neuronales que se activan cuando se presenta la comida (circuitos visuales, olfatorios) con el sonido de la campana (circuitos auditivos) y otros circuitos (como los asociados al placer de comer, por ejemplo). En neurociencia se utilizan hoy en día algunos experimentos conductuales más complejos que el condicionamiento pavloviano, pero que también utilizan aprendizaje asociativo. Una de estas pruebas se conoce como la prueba olfatoria de ir/no-ir (del inglés go/no-go). En esta prueba se entrena a un ratón en la tarea de asociar a un olor con una recompensa (estímulo condicionado), pero además se entrena para que lo diferencie o discrimine de otro no recompensado (estímulo no condicionado). Para esto se introduce al animal en una caja transparente que contiene un tubo a través del cual se aplican los odorantes de manera alternada. Si por el tubo emana el olor asociado a la recompensa el ratón tiene la posibilidad de lamer un segundo tubo que le entrega agua como recompensa (la acción de "ir"). Por el contrario, si es que emana el olor que no está asociado a la recompensa al ratón no le ofrece agua (la acción de "no ir)". En cada sesión se repite este ensayo decenas de veces y el rendimiento conductual se mide como el porcentaje de respuestas correctas. Existen cuatro tipos de respuestas en este experimento: dos respuestas correctas que ocurren cuando el ratón lame el segundo tubito en respuesta al olor recompensado y no lame ante el olor no recompensado, y dos incorrectas, que ocurren cuando el animal no lame en respuesta al olor recompensado o lame en respuesta al olor no recompensado. Al ser este un proceso de aprendizaje, los ratones tienen inicialmente un rendimiento que bordea al 50%, lo que significa que lamen o no lamen de manera azarosa. A medida que el número de ensayos aumenta, los ratones progresan rápidamente hasta que en uno o dos días alcanzan rendimientos cercanos al 100% de respuestas correctas, es decir, aprenden a discriminar correctamente entre los dos olores. Utilizando esta estrategia experimental se entrenó a un grupo de ratones a ir y no-ir en respuesta a la activación con luz de las neuronas sensoriales genéticamente modificadas, sin exponerlos a odorantes. Extraordinariamente, el ratón se comportaba tal como si hubiese sido entrenado con un odorante, o sea, el *odorante fantasma* fue capaz de reemplazar al *odorante real* y, lo más importante, expresó la misma conducta cuando era estimulado con luz que cuando el estímulo era el odorante. Las neuronas olfatorias implicadas en la respuesta eran las que expresaban la canalrodopsina, las cuales correspondían a solo una de las cerca de mil subpoblaciones de neuronas que hay en el epitelio olfatorio del ratón y que proyectaban a un único glomérulo en el bulbo olfatorio. Esta investigación muestra que es suficiente activar una única población de neuronas olfatorias para generar la percepción de un odorante e inducir una conducta (6). ¿Cuál sería la consecuencia de que se repitiera este experimento activando un grupo de neuronas directamente en la corteza olfatoria, es decir, una de las últimas regiones del cerebro que procesa la información de los olores? Probablemente también podamos engañar al ratón haciéndole creer que está oliendo. Es impresionante notar que la percepción de un olor depende finalmente de la activación de las neuronas de la corteza. Si su actividad es manipulada artificialmente, no se requiere de las vías periféricas o neuronas sensoriales para poder oler. Con solo activar neuronas corticales podemos "oler". Lo increíble de esto es que podemos pensar que sensores artificiales podrían implantarse para activar neuronas de la corteza olfatoria y permitir oler a personas que por diversos motivos no pueden hacerlo. Avances que se encuentran en el límite del conocimiento pueden parecer fantasiosos, pero tal vez serían más posibles de lo que podríamos imaginarnos.

El mundo perceptual del sistema gustativo de un individuo es substancialmente más simple que el del olfato, pues solo se perciben cinco modalidades gustativas, y todos los alimentos que conocemos podrían clasificarse en uno o una mezcla de estas modalidades. Así también los componentes neuronales y celulares que median la percepción de las diferentes modalidades se pueden clasificar en cinco grandes rutas del gusto. Dependiendo de cuál de estas cinco se active dependerá la percepción del gusto. Por ejemplo, las células gustativas del dulce, que se encuentran presentes en cada botón gustativo de la lengua, están inervadas por neuronas sensoriales que hacen sinapsis solamente con las células gustativas del dulce. Estas neuronas sensibles al dulce se continúan por una vía que es específica para esta modalidad, a través de varios centros cerebrales, hasta que eventualmente llega al área correspondiente gusto dulce de la corteza gustativa, que es donde se percibe el gusto dulce. Lo mismo ocurre con las vías paralelas correspondientes a las modalidades saladas, amargas, ácidas y umami. Como comentamos antes, esto implica que, al tener cada modalidad del gusto su propia región blanco en la corteza, se constituye allí un mapa *gustotópico* cortical correspondiente a las distintas modalidades. Esto contrasta con el olfato, en donde las neuronas mitrales proyectan difusamente a la corteza olfatoria sin que exista a ese nivel un mapa *odorotópico* que sea evidente. El gusto, al contrario del olfato, no está determinado por el receptor que tiene la célula sensorial, que es solo uno de los cinco posibles, sino que por la célula propiamente tal y la vía de esa modalidad que se activa, y finalmente por qué células se activan en la corteza.

De lo dicho arriba se podría esperarse que, si una célula gustativa –y no su receptor– determina la selectividad para una determinada modalidad, reemplazando su receptor natural por uno de alguna otra modalidad y todo lo demás se mantiene inalterado, la molécula gustativa que ese receptor detecta debiera ser percibida con el gusto que está determinado por esa célula, y no como es normalmente percibida. Es decir, si en esta misma célula se intercambiara su receptor original del gusto dulce por uno del gusto amargo, la célula responderá a la molécula del amargo como si fuera una dulce y la percepción de esa molécula amarga también será dulce. En efecto, la ingeniería genética ha permitido corroborar esta hipótesis. Se generaron ratones transgénicos que expresaban un receptor específico para una molécula llamada esporadolina en las células receptoras del dulce. Los ratones normalmente no expresan este receptor, por lo cual no son capaces de percibir esta molécula. Si a un ratón normal se le ofrece agua que contenga compuestos dulces o amargos, este preferirá beber agua dulce y evitará el agua amarga. En el caso de los ratones transgénicos que expresaban el receptor de esporadolina en células del dulce, estos prefirieron el agua con esporadolina al agua sola. Pero si en cambio este receptor se expresaba en las del gusto amargo, los animales evitaban tomar el agua con ese compuesto, tal como ocurre con las moléculas amargas (7). Este experimento mostró que cualquier molécula capaz de estimular a una célula de una determinada modalidad será percibida de acuerdo con tal modalidad, es decir, la percepción de un gusto depende estrictamente de la célula en cuestión y no del receptor que esta expresa. Obviamente en la naturaleza las células del dulce expresan solamente receptores para esas moléculas (T1R2/T1R3), las amargas los receptores correspondientes (T1R1/T1R3), etcétera.

Si es la vía de activación neuronal la que importa en la percepción del gusto y en la corteza gustativa existen regiones separadas espacialmente que están especializadas en la percepción de cada modalidad, ¿será posible regular experimentalmente la actividad de las neuronas de la corteza de alguna de las modalidades gustativas y así artificialmente controlar la percepción del gusto? La respuesta es sí. Utilizando optogenética se realizaron experimentos en ratones en los cuales se expresó canalrodopsina en neuronas de la corteza gustativa de la modalidad dulce y en la de amargo, y se estimuló localmente con luz cada una de las dos regiones separadamente mientras a los animales se les daba a beber agua sin aditivos. Cuando la luz activó a las neuronas de la corteza dulce, los ratones intervenidos bebieron agua en mayor cantidad que cuando esas neuronas no estaban siendo activadas, porque la estimulación les generaba la ilusión de que el agua estaba azucarada. En cambio, cuando las neuronas estimuladas pertenecían a la región cortical del gusto amargo, los ratones disminuían su consumo de agua, pues ahora interpretaban que el agua era amarga (8).

La percepción del gusto ha sido considerada como una conducta innata: los animales comerán si algo sabe dulce y evitarán comerlo si es amargo. Por mucho tiempo se pensó que estas conductas innatas eran poco flexibles y lineales, es decir, que la posta se entregaba desde la lengua hacia la corteza unidireccionalmente. Si es que se activaba alguna parte del circuito de la modalidad del dulce, el animal percibiría dulce. Si es que se activaba alguna parte del circuito del amargo, entonces el animal percibiría amargo, y así para las otras modalidades. Sin embargo, investigaciones recientes han demostrado que esto no es tan lineal y que la propia corteza gustativa es capaz de regular la actividad de neuronas de las vías gustativas ubicadas en las regiones más cercanas a la lengua, como el núcleo del tracto solitario. Es decir, que la corteza gustativa también le cambia forma o color a la posta. El lugar adonde llega la información regula a su vez cómo le llega. Esto se produce a través de procesos plásticos que median procesos de aprendizaje (9). Todos estos experimentos demuestran que la percepción sensorial puede cambiar con la experiencia.

Capítulo 5
Memoria, aprendizaje y plasticidad. Todo cambia con la experiencia

¿Será que finalmente todo nuestro mundo circundante se reduce a la activación de un grupo determinado de neuronas en nuestro cerebro y que algunas alusiones como en las aclamadas películas de la saga Matrix pudieran tener alguna lógica neurocientífica? Las películas giran en torno a una guerra entre seres humanos y máquinas con inteligencia artificial que utilizaban a los seres humanos para obtener energía, mientras estaban en unas cámaras en las cuales activando complejos patrones neuronales les generaban la ilusión de que estaban viviendo en un mundo real. Ya hemos comentado que se puede generar percepción o la ilusión de que se está percibiendo un estímulo simplemente al activar neuronas de la corteza. Sin embargo era inconcebible que se pudiera generar aprendizaje asociativo sin estar expuesto al estímulo ambiental en un contexto determinado, como la situación en que un odorante se asocia con un ambiente hostil solamente activando de manera artificial circuitos neuronales. Este tipo de asociaciones en el contexto natural requiere de la experiencia sensorial, es decir, oler el odorante en el ambiente hostil del sujeto experimental. Increíblemente, hoy en día esto ha cambiado y es posible generar aprendizaje y memoria en ausencia de alguna experiencia real. Es decir, se pueden crear artificialmente memorias perceptuales falsas. Tal como se pueden percibir olores fantasma, con las técnicas actuales se pueden generar memorias de olores asociados a espacios fantasma.

Para comprender esto debemos aclarar qué entendemos por aprendizaje y memoria en la neurobiología. Memoria es la capacidad que tiene nuestro cerebro de adquirir, guardar y recordar información. El aprendizaje en cambio es el proceso de formación de una memoria. Existen diferentes tipos de memoria y una de sus categorías se divide en consciente (o declarativa) e inconsciente (o procedimental). Todos los organismos con sistema nervioso que han sido estudiados son capaces de aprender, incluso los más simples, como el nematodo *C. elegans*. Mientras mayor sea el número de neuronas que tiene un sistema nervioso, mayor es la cantidad de sitios de conexión sináptica interneuronal. Las sinapsis juegan un papel clave en la memoria, pues muchas de ellas albergan los componentes moleculares que le dan origen. Por lo tanto, un mayor número de sinapsis se relaciona con una mayor capacidad de aprendizaje y memoria. La capacidad que tienen las neuronas de formar, fortalecer o eliminar activamente conexiones sinápticas entre ellas en función de la experiencia se denomina plasticidad. Este fenómeno está presente en todo el sistema nervioso y trae como consecuencia que la eficiencia de la transmisión sináptica entre neuronas pertenecientes a las vías neuronales que se activaron luego de que un individuo vive alguna experiencia pueda cambiar. Se pueden fortalecer o debilitar las conexiones entre ellas, y estos cambios pueden perduran por largo tiempo e incluso ser permanentes. Este fenómeno constituye la base del aprendizaje. En los niños la plasticidad neuronal es muy prominente, pero a medida que el cerebro madura esta decae significativamente, aunque continúa existiendo en un grado mucho menor.

Entonces, retomando la idea inicial, para demostrar que se pueden generar memorias fantasma debiera evaluarse si acaso al estimular vías neuronales específicas se produce el mismo efecto de aprendizaje y plasticidad que se produce cuando el animal "vive" realmente una experiencia. Podemos pensar en el aprendizaje que ocurre cuando un animal asocia un olor con una experiencia negativa. Supongamos que se ubica a un animal en una caja de dos cámaras comunicadas entre sí y se le permite explorar libremente estos dos espacios. Una de estas cámaras tiene en su base una placa de metal a la que se le aplican débiles pulsos eléctricos cada vez que ingresa a ella (molestos, pero inocuos). El animal rápidamente asociará esta cámara con una sensación de aversión, y escogerá permanecer la mayor parte del tiempo en la cámara donde no recibe choque eléctrico, indicando que fue capaz de aprender a evitar la situación adversa. Supongamos ahora que se repite lo mismo, pero esta vez introduciendo como variable adicional olorizar las cámaras con odorantes diferentes, por ejemplo, con isoamilacetato en la cámara de los choques eléctricos y con butanona en la otra cámara. Cada vez que el animal entre a la cámara que da choques eléctricos estará oliendo el isoamilacetato. La próxima vez que el ratón huela isoamilacetato tendrá una conducta de aversión a este odorante, vaya o no acompañado del choque eléctrico. Entonces, esto quiere decir que esta experiencia habrá generado un aprendizaje asociativo que relaciona el estímulo condicionado (isoamilacetato) con la sensación de aversión. La temporalidad de las situaciones es muy relevante para que se pueda generar aprendizaje asociativo. Ambos estímulos, tanto la presentación del odorante como la entrega del choque eléctrico deben ocurrir simultáneamente.

Yendo más lejos, un grupo de científicos utilizó optogenética para generar memorias falsas, que consisten en memorias iguales que las normales, pero sin que el animal haya tenido una experiencia real. Con esta técnica ellos activaron artificialmente con luz, de manera simultánea, dos circuitos neuronales: uno que mediaba percepción de un odorante y otro que mediaba la aversión a un odorante. Ellos pensaron que si activaban estos dos circuitos simultáneamente quizás podrían inducir aversión a un olor. Los circuitos neuronales que escogieron ya se habían caracterizado previamente. El circuito olfatorio que escogieron fue el que se activaba exclusivamente en respuesta a acetofenona. Mediante ingeniería genética expresaron canalrodopsina en los glomérulos que solo respondían a ese odorante. Adicionalmente también expresaron canalrodopsina en un circuito neuronal ubicado en una subregión del cerebro que se llama área ventral tegmental. Esta región media conductas de aversión en ratones. Con luz activaron ambos circuitos de manera simultánea en varias ocasiones. Posterior a la estimulación evaluaron si es que efectivamente se había podido generar una memoria fantasma en el ratón. De ser el caso, cuando el ratón oliera acetofenona en la vida real por primera vez, sentiría aversión. Esta aversión debería además ser específica para acetofenona y no para otro odorante que no estuviese asociado con la memoria fantasma, como por ejemplo carvone. Para la evaluación utilizaron la ya descrita prueba de las dos cámaras. Para este experimento una de las cámaras se olorizó con acetofenona (el odorante al que normalmente responde el circuito olfatorio que ahora está siendo estimulado con la luz) y la otra cámara con otro odorante (carvone). Ellos observaron que los animales evitaban entrar a la cámara con acetofenona, es decir, con el estímulo real, indicando que efectivamente presentaban una conducta de aversión al estímulo. Es decir, la estimulación de los circuitos neuronales con luz generaba una memoria falsa y un cambio en la conducta de manera totalmente artificial, en ausencia de experiencia (10). Bastante impresionante, ¿no es así?

La plasticidad neuronal a la que nos hemos referido no se limita exclusivamente a cambios en la fuerza de conectividad sináptica entre neuronas, sino que además comprende a la generación e integración de nuevas neuronas a las redes existentes en el cerebro adulto, fenómeno conocido como neurogénesis posnatal. La neurogénesis ocurre continuamente en el epitelio olfatorio, como mencionamos anteriormente, pero es muy inusual en el cerebro adulto. En el sistema olfatorio hay neuronas del bulbo, las inhibitorias granulares y periglomerulares, que nacen en una región denominada zona subventricular, y desde ahí migran al bulbo olfatorio mientras maduran, hasta integrarse a la red preexistente (11). La neurogénesis posnatal es un proceso tan particular que solo ocurre en otra región del sistema nervioso que se llama hipocampo, el cual está involucrado en procesos de memoria y aprendizaje. En el resto del cerebro todas las neuronas nacen durante la gestación.

La capacidad del bulbo olfatorio de integrar a las nuevas neuronas implica que es un sistema neuronal altamente modulable con las experiencias olfativas y que depende de las condiciones externas e internas a las cuales está expuesto el organismo. Por ejemplo, la cantidad de neuronas que se integran a la red del bulbo aumenta en roedores hembra durante el embarazo y en machos que han sido criados en un ambiente enriquecido en olores. Por el contrario, si son criados en aislamiento social o si son sometidos a situaciones estresantes, la neurogénesis es menor. El rol que cumple la integración de nuevas neuronas en el bulbo olfatorio, que corresponden a neuronas granulares y periglomerulares, aún está en estudio, pero algunos experimentos sugieren que podría participar en procesos de percepción de odorantes. Curiosamente, las neuronas producidas por neurogénesis adulta en el bulbo son las inhibitorias. Por lo tanto, se sugiere que al integrarse producen un aumento de la inhibición en la región, promoviendo procesos de discriminación olfatoria. Esta idea se confirmó mediante experimentos con optogénetica donde se expresó selectivamente canalrodopsina en las neuronas que se generaban en el adulto. De manera similar al experimento que describimos en el Capítulo 4, los ratones eran entrenados para discriminar entre dos estímulos de odorantes en la prueba de ir/no-ir. Ellos tenían que discriminar entre dos olores, uno asociado a recompensa y otro que no estaba asociado a ella. A medida que iban aprendiendo la tarea, los animales cada vez tenían mayor número de respuestas correctas y disminuían las incorrectas. Había una tarea de discriminación fácil y otra difícil. La primera consistía en discriminar entre dos odorantes estructuralmente muy diferentes entre sí y con mapas de activación glomerular muy distintos. La segunda prueba consistía en aprender a discriminar entre moléculas estructuralmente muy similares, siendo uno la imagen especular del otro (tal como carvone(+) y carvone(-), en la Figura 3A). Mientras los animales eran entrenados, se activaban selectivamente con luz, mediante una fibra óptica implantada directamente en el bulbo olfatorio, a las neuronas que se generaron en el cerebro adulto y se integraron al bulbo olfatorio, que, como dijimos anteriormente, son inhibitorias. Se mostró que estos animales aprendían a discriminarlos más rápidamente que aquellos en que las mismas neuronas no les fueron activadas y, muy notablemente, que este aumento en rendimiento ocurría solo en la prueba difícil y no en la fácil. Es decir, que las neuronas inhibitorias que se incorporan al bulbo juegan un rol determinante en la discriminación fina entre moléculas similares, pero no tienen relevancia en la identificación entre odorantes que se pueden discriminar fácilmente (12). Con esta prueba se puede concluir que las neuronas nacidas en el adulto podrían participar en mejorar el aprendizaje olfatorio, dependiendo de las exigencias del medio. Quedan en evidencia el dinamismo y flexibilidad con que nuestro cerebro percibe los estímulos sensoriales.

Uno de los aspectos más cautivantes de los sentidos químicos, y del olfato en particular, es la notable capacidad que tiene el sistema olfatorio de rememorar muy vívidamente, al primer olfateo, recuerdos de eventos significativos que nos ocurrieron en un pasado lejano. La memoria olfatoria es tan poderosa que los recuerdos no se limitan solo a imágenes de estas escenas, sino que son también acompañados por las emociones que sentimos en esos momentos, como por ejemplo una sensación de seguridad y bienestar en la casa de nuestros abuelos, o de miedo y ansiedad que nos causó un perro que nos persiguió. Esta asociación entre olor, recuerdos y emociones se explica por la peculiar anatomía del sistema olfatorio. Como comentamos previamente, la corteza olfatoria está solo a dos traspasos de postas de las neuronas olfatorias, de la nariz al bulbo y de ahí a la corteza. Más aún, las neuronas del bulbo además conversan directamente con partes del sistema límbico donde se procesan las emociones, específicamente la amígdala y el hipocampo (Figura 5A). Es decir, un odorante activa circuitos neuronales asociados a la memoria y las emociones de manera mucho más directa que en los demás sentidos.

Debido a la gran carga emocional que se le atribuye al olfato, no es de extrañarse que por siglos la industria de los perfumes haya intentado extraer y diseñar esencias que generen placer en las personas. Se manufactura también un sinnúmero de artefactos que emanan olores ambientales para el hogar, el automóvil y otros espacios. Más aún, en las últimas décadas se han formado compañías que buscan asociar marcas con aromas que los definan. Es corriente que cadenas de hoteles apliquen en sus dependencias un olor que adopten como característico con el objetivo de sobresalir y diferenciarse de otros, generando una experiencia placentera que persista en la memoria de sus clientes.

Pero no solo olemos lo que nos llega a través de la inhalación del aire, sino que también percibimos el olor de lo que introducimos en la boca. Esto se debe a que las moléculas odorantes alcanzan retronasalmente al epitelio olfatorio llegando a activar también al sistema límbico. Es por lo que, a veces, pensamos que el gusto nos genera estas sensaciones equivocadamente. No obstante, el sentido del gusto como tal sí está asociado a conductas de atracción y repulsión, o emociones de placer o de disgusto (la valencia de la comida) como hemos comentado. Parte de la valencia evocada por los alimentos y el gusto se debe a que las neuronas de la corteza gustativa también transmiten la posta hacia la amígdala del sistema límbico. Específicamente, luego que la activación de la vía neuronal de cada una de las modalidades gustativas llega a la corteza gustativa, la posta sigue un paso más allá, hacia la amígdala del sistema límbico. Las neuronas del amargo y del dulce de la corteza gustativa proyectan sus axones a determinadas regiones puntuales en la amígdala, manteniendo allí un mapa gustotópico más allá de la corteza. Podríamos pensar que al activar la amígdala artificialmente deberíamos ser capaces de cambiar el efecto emocional que generan ciertos alimentos. De hecho, de manera similar a lo que describimos para la corteza gustativa, a través de optogenética se realizaron experimentos activando selectivamente la zona de la amígdala relacionada con el amargo o con el dulce, y se evaluó la respuesta de los ratones al beber agua. No es sorpresa, a esta altura del libro, que los científicos observaron que la activación artificial de la zona del gusto dulce de la amígdala generaba un aumento en el consumo de agua sin aditivos, debido a que los ratones la percibían como agua dulce. Lo opuesto ocurría cuando se activaba la zona del gusto amargo de la amígdala (13).

La posibilidad de cambiar el efecto emocional que provoca un estímulo o su valencia tiene potenciales aplicaciones biomédicas. Por ejemplo, se podría estimular el apetito que se pierde como consecuencia de ciertas enfermedades o de sus tratamientos o, por el contrario, inhibir el apetito para abordar el problema de obesidad o desincentivar el deseo de consumir substancias dulces en personas diabéticas.

Capítulo 6
Las feromonas

La existencia de los animales simplemente no sería posible si estos no tuvieran una gama variada de sistemas de comunicación entre sí. Esto ocurre en todos los animales invertebrados y vertebrados, e incluso en organismos unicelulares tan simples como las amebas y las bacterias. Aunque las señales químicas son las de uso más extendido para estas comunicaciones, señales auditivas, visuales, táctiles pueden ser también relevantes. En contraste con los odorantes, que son señales químicas ambientales, las moléculas que los organismos emplean para comunicarse con miembros de su misma especie las generan ellos mismos y se conocen como feromonas. Las feromonas pueden ser moléculas pequeñas, volátiles e insolubles en agua, como los odorantes, o de mayor tamaño, no volátiles y solubles en agua, como proteínas y péptidos. Las feromonas son esenciales, por ejemplo, para que los individuos puedan encontrarse e interactuar, para lo cual naturalmente al menos uno de ellos debe ser capaz de detectar la presencia del otro, en algunos casos a distancias considerables. Las conductas incitadas por las feromonas son de carácter involuntario. Algunas provocan reacciones rápidas y otras, respuestas lentas. Entre las primeras se hallan feromonas con efecto de corta duración, tales como las de alarma, las que estimulan agresividad y las de atracción sexual, que predisponen al animal al apareamiento. Los efectos de las feromonas de respuesta lenta involucran aprendizaje; por ejemplo, una hembra aprende a reconocer al macho con que se apareó, o a sus propias crías. Este tipo de respuestas involucra cambios fisiológicos que se desarrollan paulatinamente, los cuales pueden implicar al sistema endocrino.

Las feromonas son comúnmente secretadas por los animales en forma de mezclas de moléculas, aunque también como moléculas individuales. Los componentes moleculares en las mezclas y su proporción relativa son propios de la especie y especifican un patrón o código característico. En algunas mezclas, especialmente de animales filogenéticamente cercanos entre sí, pueden repetirse algunas de las mismas moléculas en diferentes proporciones, lo que preserva la identidad única de cada especie impidiendo de este modo que especies diferentes sean reconocidas por otras equivocadamente. Más aún, la especificidad del patrón de las feromonas puede ser propia de cada miembro de su especie, determinando su identidad individual única, lo que permite que este pueda ser inequívocamente distinguido entre los demás individuos con los cuales convive.

Las hormigas constituyen un ejemplo espectacular de la relevancia de las feromonas para sostener una comunidad que vive en sociedad bajo un control absoluto de estas moléculas. Mediante experimentos extremadamente simples y a la vez bellísimos, un estudiante de doctorado de la Universidad de Harvard (Edward O. Wilson) documentó en 1958 que las hormigas se comunican mediante señales químicas (14). La existencia de las feromonas había sido reportada pocos años antes en peces y aves, pero la complejidad inherente a estos animales hacía muy complicado su estudio, ya que estos se comunican también con señales de otra índole. Paralelamente, había surgido la idea de la posible comunicación química entre hormigas, pero las evidencias eran extremadamente débiles. Para encontrar una fuente alimenticia, hormigas exploradoras recorren la superficie en forma errática hasta que cuando encuentran algo con valor alimenticio retornan en línea recta de vuelta a la madriguera y, seguidamente un gran número de hormigas asumen la labor de ir y volver con trozos de la comida. Observando detenidamente el comportamiento de una cierta especie de hormiga, él se dio cuenta que cuando se desplazaban en fila en dirección a una fuente alimenticia las hormigas al pasar tocaban con sus antenas el cuerpo de las compañeras. Esto le hizo sospechar que al hacerlo podrían estarse transmitiendo alguna substancia química que les sirviera para mantener su dirección certera y eficazmente. Para probarlo extrajo desde el abdomen de estos animales, mediante pinzas de punta extremadamente fina, uno a uno los minúsculos órganos que este contenía. Luego maceró los órganos de cada tipo para probar si alguno de ellos podría estar implicado en la interacción entre las hormigas de la fila. Para eso untó separadamente la punta de un palillo en cada extracto y trazó una línea desde un punto cualquiera de la fila alejándose de ella en otra dirección. Solo uno de los extractos obtenidos le dio resultado: las hormigas cambiaron de dirección en el sitio donde partía la línea y la siguieron masivamente tal como lo hacían como si hubiesen continuado con el recorrido original. Fue un hallazgo muy simple pero espectacular, pues demostró la existencia de la comunicación química entre esos insectos por medio de feromonas. Wilson también exploró la posible implicancia de otras feromonas en otras conductas diferentes de las hormigas. Se dio cuenta que cuando había una hormiga muerta las demás pasaban junto a ella ignorándola completamente, pero al tercer día recogían a la hormiga muerta y la depositaban en un lugar alejado del hormiguero. Pensó que la hormiga muerta emanaba alguna substancia a partir del tercer día, quizás producto de la descomposición del cuerpo, y que esta inducía a las hormigas vivas a ocuparse de retirar el cadáver y acarrearlo hasta el lugar de desecho, posiblemente con fines higiénicos. Identificó un compuesto que parecía estar presente en la cubierta del cuerpo y que podría cumplir con el mencionado rol. Lo aplicó a un trozo de papel que puso en las cercanías de las hormigas y vio que inmediatamente estas tomaban el papel y lo depositaron en su cementerio. Yendo más lejos, aplicó el compuesto a una hormiga viva y observó que esta era llevada al lugar de desecho como si fuese un cadáver. La hormiga agitaba sus patas infructuosamente y huía del lugar, para ser nuevamente devuelta al depósito de cadáveres. Las hormigas tienen además feromonas que gobiernan sus conductas reproductivas, feromonas mediante las cuales emiten señales de alarma ante, por ejemplo, la presencia amenazante de una colonia ajena, entre otras.

Tal como las avispas y las abejas, las hormigas son organismos sociales que viven en colonias. Algunas colonias de hormigas están formadas por muchos miles de integrantes. Esta forma de vida exige una organización extremadamente sofisticada, donde cada individuo que integra la colonia forma parte de una casta que tiene a su cargo una labor perfectamente definida, que cumple a cabalidad. Para que esto sea posible, la coordinación entre los miembros que componen la colonia es absolutamente imprescindible, ya que cualquier alteración podría derivar rápidamente en la extinción de la colonia. Las claves para la coordinación entre los individuos son feromonas específicas, algunas de ellas producidas por una hormiga reina y otras por alguna casta. La reina produce feromonas volátiles que al difundir llegan rápidamente a la población completa de hormigas y prontamente también se disipan; otras son moléculas no volátiles, pero pueden ser acarreadas por los individuos que transiten por el lugar donde fueron depositadas, y también hay moléculas que se pasan directamente de una hormiga a otra. Las hormigas que reciben un determinado mensaje químico reaccionan mediante un comportamiento altamente estereotipado y predecible.

Los mamíferos secretan las feromonas a través de diferentes vías, dependiendo de qué animal se trate, siendo las fuentes más comunes la orina, glándulas lacrimales, anales, mamarias y axilares. Las feromonas volátiles son liberadas al aire por los individuos, y por esa vía pueden distribuirse eficazmente y ser detectadas por congéneres cercanos y a veces a considerables distancias. La presencia de este tipo de feromonas es efímera, ya que una vez que arriban a un cierto lugar se disipan con rapidez en el aire. Por el contrario, las feromonas que no son volátiles deben ser transmitidas por contacto directo entre el organismo que las produce y el que las recibe. En este último caso el animal receptor debe aproximar su nariz a la fuente desde donde emanan las feromonas, en el otro individuo. Esto explica por qué los perros y otros mamíferos se olfatean bajo la cola. Alternativamente, feromonas no volátiles pueden ser también depositadas a través de la orina en la superficie del entorno del animal que las secreta, donde pueden permanecer por un tiempo prolongado indicando su territorio.

Los ratones en particular poseen una visión bastante pobre en comparación con muchos otros mamíferos, lo que explicaría el hecho que las feromonas tengan en estos animales una especial relevancia. Esta característica favorece su uso en estudios de las feromonas, sumado al considerable conocimiento que ha sido acumulado acerca de la neurobiología de estos animales, el desarrollo de procedimientos para realizar manipulaciones genéticas, para estimular con luz neuronas específicas en el cerebro, de procedimientos para registrar señales eléctricas de áreas puntuales del cerebro de ratones moviéndose libremente, y también la facilidad de hacer estudios conductuales aprovechando su notable capacidad de aprendizaje y memoria. Estas y otras características de estos roedores ilustran ventajas experimentales comparativas que ellos ofrecen sobre otros mamíferos. Es importante también mencionar que globalmente el sistema olfatorio de ratones es semejante al de los seres humanos y muchas de las conductas simples relacionadas con el olfato se reconocen en ambos organismos.

Ejemplos de conductas comandadas por feromonas en ratones hay muchos. Una de las que han sido bien establecida es el bloqueo de la preñez que ocurre en ratonas al ser expuestas a un ratón ajeno a aquel con que previamente se apareó. Interesantemente, esto no ocurre si el ratón es juvenil o fue castrado. Presumiblemente la correspondiente feromona está contenida en la orina del macho y es recordada por la hembra, de modo tal que puede distinguir específicamente a ese individuo en el tiempo. Este efecto ocurre solo mientras la hembra está preñada con ese macho. Una vez las crías nacen se puede aparear con cualquier macho. Otra conducta que ha sido extensamente estudiada, existente en muchos mamíferos, es la práctica de los machos de marcar su territorio depositando orina en el lugar. Estas feromonas, por no ser volátiles, pueden permanecer largamente en el sitio donde el animal las depositó. También está bien aceptado que, en la lactancia, la cría se orienta y se dirige al pezón de su madre atraído por una feromona secretada por las glándulas mamarias.

La orina contiene una familia de proteínas llamadas "proteínas urinarias principales", que comprenden prácticamente la totalidad de sus proteínas. Estas poseen un sitio que les da la propiedad de ligar feromonas como péptidos o moléculas volátiles. Estas moléculas podrían corresponder a feromonas, y las mencionadas proteínas podrían mantener unidos a estos ligandos hasta eventualmente liberarlos. Esto podría estar ocurriendo, por ejemplo, en los territorios demarcados con la orina depositada por el macho que lo tiene bajo su dominio, lo que sería un mecanismo para que la señal química volátil que señala este lugar se mantenga en el tiempo, y también en otros comportamientos como agresividad, atracción de machos a hembras, entre otros. No se puede descartar la posibilidad de que estas proteínas tengan también por su cuenta un papel como feromonas.

Las feromonas son detectadas y transducidas principal, aunque no exclusivamente, en un epitelio que se asemeja al olfatorio, pero que es independiente y espacialmente separado de este. Este tejido tiene una superficie más pequeña y está ubicado dentro de una pequeña estructura tubular en la parte inferior de la cavidad nasal, llamada órgano vomeronasal. Las neuronas vomeronasales son muy similares morfológicamente a las neuronas olfatorias, distinguiéndose de ellas por presentar microvellosidades en lugar de cilios quimiosensoriales en el extremo de su dendrita. Las microvellosidades de estas neuronas contienen las proteínas que transducen las feromonas, análogamente a los cilios olfatorios.

Hay dos subpoblaciones diferentes de neuronas vomeronasales en este epitelio, que pueblan áreas segregadas diferentes, cada una de ellas expresa sus propias proteínas receptoras de feromonas. Una de ellas expresa el receptor V1R y la otra el V2R. El primero parece ser relevante para las feromonas volátiles y el segundo para las no volátiles, como péptidos y proteínas. El número de genes de cada área varía mucho de especie en especie. En el ratón, por ejemplo, hay alrededor de 200 genes para V1R y 120 para V2R, números por sí mismos suficientes como para esperar la participación de feromonas en el comportamiento de estos animales. Es notable que esto difiera grandemente entre diferentes animales. Por ejemplo, el chimpancé no tiene ninguno de los dos, el ser humano 5 V1R y 0 VR2, el perro 8 V1R y 0 V2R y la rana Xenopus 21 V1R y 249 V2R. No está claro cuántos de estos genes efectivamente codifican para proteínas receptoras funcionales o si estas no son funcionales (pseudogenes), como posiblemente lo sean los que nosotros poseemos. Hasta el momento no hay suficientes estudios que permitan evaluar el real significado de estos números en relación con la relevancia de las feromonas en cada animal.

El mecanismo de transducción de las feromonas difiere del de los odorantes. En este caso, una proteína G diferente se acopla al receptor de feromonas cuando este se une a una molécula de feromona, activando a la enzima fosfolipasa C, que convierte al fosfolípido de la membrana celular fosfatidilinositol bisfosfato en el lípido diacilglicerol. Este último (Recuadro 3) por su naturaleza lipídica permanece en la membrana ligándose a un canal de calcio conocido con la sigla TRPC2, que al abrirse genera la correspondiente respuesta eléctrica, muy semejante a la de las neuronas olfatorias. El calcio que ingresa por estos canales a su vez abre un canal de cloruro, al igual que en la transducción olfatoria.

Las vías nerviosas que conectan al epitelio vomeronasal con el cerebro son diferentes e independientes de las del sistema olfatorio principal que hemos descrito en lo capítulos precedentes (Figuras 5B y C). Las neuronas sensoriales del primero proyectan a una región especializada posterior en el bulbo olfatorio, denominado bulbo olfatorio accesorio. El bulbo olfatorio accesorio y el bulbo olfatorio principal no están conectados entre sí y presentan algunas similitudes y diferencias estructurales. El bulbo olfatorio accesorio es más pequeño y contiene un menor número de glomérulos. Las neuronas vomeronasales establecen allí sinapsis con neuronas mitrales, que a su vez proyectan sus axones a otras regiones cerebrales. A diferencia del bulbo olfatorio principal, donde a cada glomérulo arriban axones de neuronas que expresan el mismo receptor de odorantes, los axones que llegan a un glomérulo vomeronasal provienen también de neuronas que no expresan el mismo receptor de feromonas, de modo que no existe aquí un mapa estereotipado equivalente al odorotópico. Más aún, las dendritas de una neurona mitral de este bulbo conectan con varios glomérulos diferentes y no solo con uno, como en el bulbo olfatorio. De este modo, hay un grado de convergencia mucho menor a nivel del bulbo accesorio que en el principal. En este bulbo no se da una organización columnar de sus componentes neuronales como en el otro bulbo, de lo que se deduce que en el bulbo accesorio se procesa información correspondiente a mezclas de feromonas más que a feromonas individuales. Esta situación es coherente con el hecho que la información que recibe una neurona mitral corresponde a la combinación de una mezcla de feromonas implicadas en una conducta particular, por ejemplo, de feromonas sexuales. Esta forma de conectividad neuronal podría interpretarse como una estrategia del sistema vomeronasal para integrar tempranamente la información referente a otro miembro de la especie permitiéndole generar una respuesta relativamente rápida ante su presencia. Resulta interesante que las neuronas mitrales del bulbo olfatorio accesorio proyecten a la amígdala, región cerebral que comanda conductas de carácter sexual y social, que son de importancia fundamental para la sobrevivencia de la especie.

Como dijimos, algunos investigadores cuestionan que las feromonas tengan en el humano alguna influencia y modulen de algún modo nuestras conductas. Incluso se ha puesto en duda su real existencia. Lo cierto es que ni los seres humanos ni los simios poseen un órgano vomeronasal funcional, contrariamente a los demás mamíferos y a muchos otros vertebrados. El caso es que el órgano vomeronasal se torna vestigial antes del nacimiento y el epitelio correspondiente desaparece por completo. Más aún, en nuestro genoma el gen codificante para el canal TRPC2 característico de las neuronas vomeronasales y que es el canal clave en la transducción, corresponde a un pseudogen, es decir, carecemos del canal TRPC2 funcional, lo mismo que con los receptores a feromonas. Sin embargo se ha especulado que algunas feromonas volátiles podrían ser detectadas por el epitelio olfatorio, adicionalmente a los odorantes. La base para esto es la escasa evidencia de que disponemos acerca de conductas humanas influidas por feromonas.

Hay algunos indicios, que a muchos investigadores no convencen, de que en los seres humanos feromonas masculinas y femeninas podrían potenciar la respuesta sexual en un individuo del sexo opuesto. Por ejemplo, se ha observado que la aplicación de androstadienona, un componente volátil del sudor axilar de hombres, sobre el labio superior de una mujer mejora su estado anímico y potencia su percepción del grado de masculinidad de las caras de los hombres, produciendo un aumento en su excitación sexual. Del mismo modo, compuestos secretados por mujeres tendrían un efecto equivalente sobre los hombres. Por ejemplo, el estratetraenol, que es un esteroide volátil que se encuentra en la orina de las mujeres, mejoraría el estado anímico y aumentaría la excitación sexual en los hombres. De manera que nos podríamos imaginar que los efectos sensuales de los perfumes podrían tener una base concreta y no deberse solamente a una mera fantasía. Observaciones conductuales en humanos sostienen que mujeres que conviven en grupos experimentan una sincronización de sus ciclos menstruales.

En todos los vertebrados, con la posible excepción de simios y humanos, el rol de las feromonas es importantísimo para múltiples conductas que les son vitales para sus relaciones sociales. En los vertebrados ha resultado ser muchísimo más complicado que en los invertebrados investigar las identidades, los aspectos etológicos y funcionales de las feromonas y establecer en qué medida estas influyen en sus conductas. Esto se debe a varios factores. Como indicamos, aunque las feromonas sean protagonistas en su mundo sensorial, la influencia principalmente de la visión y de la audición las opaca, de tal modo que separar con precisión el papel que ejercen estas moléculas en las conductas de estos animales es muy difícil. Roedores como ratones, ratas y hamsters han sido los mamíferos en que se ha realizado la mayor parte de los estudios sobre feromonas, pero también han sido indagados, aunque con menor atención, en otros animales como culebras, anfibios, peces y cerdos. Debido a que en las hormigas la señalización química entre individuos de la misma especie es por lejos la dominante, con una mínima participación de otros sentidos, el estudio de la etología, fisiología y caracterización química de las feromonas se facilita enormemente. Además de lo anterior, se suma la complicación de que las concentraciones fisiológicas en que se hallan y son detectadas las feromonas son extremadamente mínimas, pudiendo llegar a ser hasta mil veces por debajo de las concentraciones mínimas detectables de los odorantes que son percibidos a menores concentraciones, lo que dificulta muchísimo la identificación y caracterización química de estas moléculas. Por otro lado, hay una considerable cantidad de moléculas diferentes sobre las cuales hay indicios de que potencialmente podrían corresponder a feromonas, lo que es avalado por la existencia del elevado número de receptores de feromonas, lo cual es consistente con la presencia de un buen número de estas moléculas. Finalmente, establecer inequívocamente de manera experimental la participación de feromonas es muy complicado en la mayoría de los casos, porque sus efectos suelen ser muy sutiles, y esto lleva a que los resultados experimentales obtenidos en diferentes laboratorios no sean con frecuencia concordantes ni convincentes.

En algunos mamíferos e insectos las feromonas han sido caracterizadas químicamente y producidas artificialmente para ser utilizadas en la industria agropecuaria. Por ejemplo, la hormona masculina del cerdo (5α-androstenona), que puede adquirirse en el comercio, se utiliza regularmente para inducir en las hembras la conducta que adoptan para el apareamiento. También es común el uso de feromonas para controlar plagas de polillas, coleópteros y otros insectos dañinos para proteger los cultivos que estos atacan. Algunas de ellas son feromonas sexuales artificiales que atraen a los machos de modo que interfieren en su búsqueda de las hembras. Otras atraen a los insectos a trampas. También se utilizan para atraer peces dañinos, como las lampreas y otros.

Capítulo 7
Superoledores, supercatadores y patologías del olfato y el gusto

Muchos animales pueden percibir odorantes y discriminar entre ellos a concentraciones mucho menores que los seres humanos. Esta habilidad ha sido aprovechada desde hace siglos en la cacería, detección de substancias peligrosas e incluso en biomedicina. Los perros son un buen ejemplo de superoledores y de la utilidad que puede tener poseer una capacidad olfativa superior. Estos animales han sido utilizados por siglos como compañeros de caza, como lo acreditan pinturas en cuevas que datan de más de 9.000 años donde se observa a cazadores acompañados fielmente por perros. Esto debido a su habilidad para poder seguir por kilómetros la esencia que una presa deja a su paso, que le permite rastrearla o bien ubicar su escondite. Antiguamente se cazaban zorros cuyo rastro era seguido por horas por una jauría de perros de los cazadores hasta que lograban alcanzarlos. También se usaban perros perdigueros que eran capaces de alertar la presencia de una perdiz que se hallaba agazapada en la hierba, adoptando una posición rígida con la cola levantada y el hocico apuntando en dirección al ave. Podría pensarse que estos animales son capaces de oler no solo el presente sino también el pasado, representado por la huella química que dejó un animal en la ruta por donde este ya pasó. El olfato es el único de todos nuestros sentidos que puede permitirnos sentir en el presente lo que está ahora ocurriendo, pero también sentir en el presente lo que ya ocurrió. Actualmente esta capacidad que tienen los perros es utilizada por las fuerzas de rescate para seguir las huellas dejadas por personas extraviadas, así como identificar la presencia de substancias peligrosas tales como explosivos y drogas en aeropuertos. Incluso se entrena a estos animales para detectar olores emanados de pacientes con enfermedades como el cáncer o el covid-19. Esto resulta muy útil, por ejemplo, para detectar rápidamente a portadores del coronavirus sars-CoV-2 en espacios en donde existen aglomeraciones de personas y poder aislarlos oportunamente.

Mencionamos anteriormente que las hormigas poseen un excelente sentido del olfato. Notablemente, las hormigas son capaces de aprender al enseñárseles una simple tarea, como es la utilizada en ratones que antes les presentamos, donde se ofrece un estímulo condicionado a una recompensa. Con esta herramienta recientemente se mostró que las hormigas pueden ser utilizadas para detectar tempranamente varios tipos de cáncer a modo de un test rápido, no invasivo y de bajo costo. En este estudio se entrenó a las hormigas a asociar olores volátiles que emanan las células cancerígenas, pero no las células sanas con agua azucarada (inodora) como recompensa. El experimento consistió ofrecer a las hormigas el agua azucarada cada vez que eran expuestas al medio gaseoso obtenido de una placa que contenía células cancerígenas, pero no cuando se exponían al obtenido de una placa con células normales. Se midió el tiempo que tardaban en encontrar la recompensa en función del número de pruebas. Impresionantemente, las hormigas aprendieron la tarea en un tiempo mucho menor que lo que demoran los perros, que también se han utilizado para detectar cáncer con el mismo tipo de ensayo. Los investigadores probaron exitosamente esta prueba con dos tipos de cáncer mamario, que las hormigas fueron capaces de distinguir como diferentes. Este notable hallazgo es promisorio como una potencial herramienta para identificar pacientes con cáncer. Por ser un test simple, rápido, sensible y de muy bajo costo, tiene grandes potencialidades (15).

¿A qué se debe que algunos animales tengan una capacidad olfativa mucho mayor que otros? La razón para esta fascinante característica radica en la anatomía y estructura de sus circuitos neuronales involucrados en la percepción de los olores. Sus epitelios olfatorios, como en el caso del perro, tienen una superficie substancialmente mayor que en animales con menor capacidad olfativa como nosotros (20 veces más), lo que permite que contengan una cantidad de neuronas olfatorias muy superior, lo cual incrementa la probabilidad que una molécula de odorante que arribe con el aire se encuentre con un receptor. Las neuronas olfatorias no difieren individualmente entre ambas especies en cuanto a su sensibilidad por los odorantes, pero en el perro hay más receptores diferentes (más genes para receptores, 1.000 contra 300). Naturalmente esto también se ve reflejado en los demás componentes de su sistema olfatorio a nivel central. Proporcionalmente sus bulbos olfatorios y cortezas olfatorias ocupan más volumen del cerebro cuando se comparan con otros con menor capacidad olfativa. En ratones, por ejemplo, el bulbo olfatorio abarca cerca de 1/15 de la región cerebral total, mientras que en nosotros la misma región es mucho más pequeña en proporción, abarcando solo alrededor de 1/27500 del volumen cerebral. Otra característica que también influye en la capacidad olfativa de los perros es la peculiar forma de sus narinas, que presentan una comisura lateral que facilita la renovación del aire dentro de la nariz favoreciendo así el ingreso de nuevos odorantes. Además la permanente humedad que presenta la nariz de los perros ayuda a atrapar los olores volátiles y así facilitar su desplazamiento al epitelio olfatorio.

Un caso muy particular de animales superoledores es el del topo de nariz estrellada. Este animal, que es ciego, habita la mayor parte de su vida en ambientes húmedos bajo tierra, en absoluta oscuridad. Su alargada nariz termina en unas prolongaciones carnosas de donde surge el término "estrellado". Al carecer de visión sus sentidos del tacto y del olfato son esenciales para poder navegar en su medioambiente y encontrar y capturar su alimento, que consiste en gusanos y pequeños animales acuáticos. Increíblemente, este mamífero puede oler y detectar sus presas bajo el agua. Estudios recientes han demostrado que mientras nadan liberan burbujas de aire que rápidamente reinhalan acarreando consigo moléculas de odorantes hacia el interior de la nariz. Son capaces de realizar este proceso hasta diez veces por segundo. Bastante impresionante.

Algunas personas tienen una mayor capacidad para discriminar olores que otros. Si es que hay mezclas complejas formadas por muchos odorantes, la gran mayoría de la gente puede discriminarlas si difieren en al menos el 25% de sus componentes, mientras que los "superdiscriminadores" pueden distinguir mezclas que solo difieren en un 10% de sus odorantes. Hay personas capaces de oler odorantes a concentraciones imperceptibles para la gran mayoría, como por ejemplo el olor que emanan individuos afectados con algunas enfermedades como Parkinson. Existen casos notables como el de Joy Milne, una enfermera retirada de Estados Unidos, que comenzó a sentir un desagradable olor similar al almizcle en su marido después de muchos años de convivencia. Coincidentemente, desde que empezó a percibir este olor comenzaron a ocurrir en él cambios conductuales, los cuales fueron años más tarde diagnosticados como Parkinson. Cuando ella asistió con su marido a una reunión de grupo de enfermos de Parkinson, notó que todos olían de la misma forma. Cuando le comentó a un neurobiólogo su particular característica comenzó a estudiarse el caso, debido al impacto que podría tener para diagnosticar esta enfermedad años antes que se manifestaran los primeros síntomas. Utilizando su sentido del olfato se le presentaron muestras de sebo (secreción grasosa que emana de las glándulas de la piel) de pacientes con Parkinson y de sujetos sanos. Luego, con técnicas especiales se separaron los compuestos volátiles del sebo y se pudo determinar moléculas volátiles que Milne percibía como presentes en mayor concentración en los individuos con la enfermedad que en los sujetos sanos, tales como aldehído perílico y eicosano. La potencialidad de este estudio es muy relevante, pues solo con el análisis de una muestra de sebo podrían identificarse las sustancias volátiles pertinentes y diagnosticar muy tempranamente esta enfermedad y poder aplicar a tiempo los tratamientos apropiados para disminuir o retardar la aparición de los síntomas. Se preguntaron los investigadores si Joy podía identificar otras enfermedades y, notablemente, vieron que ella era capaz de diagnosticar no solo Parkinson, sino que también cáncer, que percibía como olor a tierra, y Alzheimer, como olor a vainilla.

El caso que acabamos de describir es el de una súper-oledora innata, es decir, ella nació con la capacidad de distinguir olores a bajísimas concentraciones. Puede que tenga un mayor número de neuronas olfatorias que el común de las personas o diferencias a nivel de los circuitos neuronales relacionadas con el olfato en el cerebro. Recordemos que pueden generarse cambios en el cerebro con la experiencia, y que algunos de estos cambios son la base del aprendizaje y la memoria. Esta misma situación puede ocurrir con la experiencia olfatoria, en que la sola exposición repetida a odorantes mejora la discriminación olfativa. A este proceso se le denomina aprendizaje perceptual y se manifiesta como un incremento de la habilidad de discriminar entre estímulos sensoriales dependiente de la experiencia. En ratas se ha estudiado ampliamente este fenómeno. Para medir la capacidad de discriminar entre dos odorantes se utiliza una clásica prueba de conducta denominada habituación-deshabituación. Esta prueba consiste en tener un ratón en un contenedor y presentarle un odorante. El animal, siempre curioso, se acercará a la fuente del odorante. Luego se le presenta ese mismo odorante dos o tres veces más. Al ser la misma molécula, el ratón lo reconocerá y progresivamente irá disminuyendo el tiempo de investigación en cada presentación, porque se habitúa a ella. Luego se le presenta un odorante novedoso; si es que el ratón lo discrimina como distinto al anterior, volverá a aumentar el tiempo de investigación, porque el animal se encontrará habituado al primer odorante pero no al segundo. Si no lo discrimina, el tiempo de investigación no cambiará respecto a la última presentación del primer odorante. Los ratones de manera natural no son capaces de discriminar entre limoneno+ y limoneno-, que son moléculas muy similares estructuralmente entre sí y que los ratones huelen como si fueran iguales. En este contexto, investigadores decidieron estudiar el efecto que podría tener la exposición diaria a limoneno+ y limoneno- en la capacidad de los ratones para discriminarlos. Expusieron al grupo experimental a estos odorantes por una hora diaria por 10 días consecutivos y luego les realizaron la prueba de habituación-deshabituación. Descubrieron que los animales se habituaban al limoneno+ luego de presentárselo unas cuantas veces, y si entonces se les presentaba limoneno- los animales aumentaban el tiempo de investigación, lo que mostró que con la experiencia de haber sido expuestos por 10 días a ambos odorantes los hizo capaces de poder discriminar entre los dos odorantes. Este aprendizaje perceptual se acompaña con un aumento en el número de neuronas nacidas en el adulto que se integran al bulbo, corroborando la relevancia de estos procesos plásticos para la percepción de los olores.

Todos los organismos tenemos la capacidad de mejorar nuestra agudeza olfatoria, tal como mejora con la experiencia su agudeza visual un jugador de hockey o la agudeza auditiva un músico. Es, en efecto, lo que ocurre con los especialistas en sabores y olores, como los chefs, perfumistas y enólogos.

Otras situaciones que no son innatas también pueden alterar la percepción de los odorantes. Por ejemplo, es común que durante el embarazo las mujeres experimenten hiperosmia, consistente en un aumento en la sensibilidad olfativa. Este fenómeno puede deberse a un aumento temporal en el número de nuevas neuronas que se integran al bulbo olfatorio durante el periodo gestacional o a cambios hormonales que ocurren durante el embarazo. Las neuronas del bulbo olfatorio poseen receptores de estrógenos y de la hormona progestina, que podrían estar implicados en el aumento de la capacidad olfatoria.

Podría pensarse que los catadores, personas que son extremadamente hábiles en determinar la calidad de un alimento o bebida, son personas que tienen el sentido del gusto altamente desarrollado. Sin embargo la capacidad de catar involucra no solo el sentido del gusto, sino que principalmente el sentido del olfato y las demás modalidades sensoriales, las cuales se integran para generar la percepción de lo que es catado. El sabor es entonces una sensación multimodal. Podemos comentar el caso de los enólogos que catan el vino. Su proceso comienza incluso antes de que el vino toque la lengua. Comienza con una evaluación del color e intensidad del vino, la observación de cómo se mueve en la copa al oxigenarlo y una predicción sobre su viscosidad. En esta etapa inicial la experiencia del enólogo predice solo a través del sentido de la visión el sabor del vino. Esto es muy relevante, pues existe evidencia que muestra que, según como luce, una comida o bebida puede influenciar de manera importante cómo percibimos su sabor.

Luego el enólogo procede a oler profundamente el vino. Con esta inhalación de los odorantes volátiles la intención es discriminar los componentes frutosos, florales y otros que lo componen, como también la intensidad de esas moléculas volátiles en el vino que se está catando. Este proceso de discriminación, tal como lo señalábamos, se puede entrenar y mejorar a través del aprendizaje perceptual. Cuando el vino se ingiere, debe moverse por la cavidad bucal con la intención de reclutar la mayor cantidad de células sensoriales de la lengua. Pero como ya sabemos, el sabor no solo se genera con el sentido del gusto, sino que activando de manera retronasal una vez más el sentido del olfato. Adicionalmente, la textura del vino y su temperatura activan terminales de neuronas sensoriales del sistema somatosensorial (del tacto) lo que aporta más información a la percepción de su sabor. También se recluta el sistema motor al mover la lengua y secretar saliva, y el sistema auditivo al escuchar cuando se destapa la botella del vino, cuando se vierte en la copa y cuando se mueve el líquido dentro de la boca. Otros circuitos neuronales se activan durante el proceso de cata, como los de la recompensa y emociones. Conjuntamente con un perfil genético apropiado, años de práctica hacen que aumente la sensibilidad olfatoria y gustativa, factores que comparten los mejores catadores del mundo.

La gran mayoría de las personas no tiene conciencia de lo relevante que son estos sentidos para su vida hasta que algún trastorno o enfermedad reduce la capacidad que tienen de percibir y discriminar olores, gustos y sabores. Las personas afectadas relatan una alteración severa en su calidad de vida, que incluso puede derivar en estados de ansiedad o depresión que pueden llegar a ser bastante serios y requerir tratamiento médico. Algunas reportan que dejan de sentir el sabor de las comidas, que, como dijimos, depende de ambos sentidos, y se vuelven inapetentes. La alegría y placer que puede causar una exquisita comida desaparece y muchos bajan de peso y se sienten frustrados por su condición. Otro, reportan que han dejado de sentir con claridad los olores de sus parejas, hijos o mascotas, con lo cual el componente emocional asociado a sus relaciones interpersonales se ve severamente mermado. En temas más domésticos, mencionan que se les quema la comida que están preparando, que dejan de percibir olores que advierten peligros, como el olor a gas e incluso cuando tienen bebés a su cuidado no pueden identificar cuándo les corresponde cambio de pañal. Es que al activarse los circuitos del gusto y el olfato se reclutan otros en paralelo, como los asociados con el placer, las emociones, la atención y muchos otros. La pérdida de la capacidad de sentir estos estímulos genera una cascada de efectos que puede afectar severamente el estado anímico de una persona.

Existen variadas condiciones y patologías que presentan como síntoma la pérdida de olfato y gusto. Las más comunes son las enfermedades respiratorias, en donde se produce inflamación del tracto respiratorio superior, irritándose las fosas nasales y generándose mucosidad abundante. Esa mucosidad actúa como una barrera que impide que las moléculas de odorantes interactúen con los receptores olfatorios de las neuronas sensoriales. Dependiendo de la severidad de esta inflamación se genera hiposmia (disminución de la capacidad olfatoria) o anosmia (pérdida completa de la capacidad olfatoria) de manera temporal. Estas enfermedades al afectar el olfato también afectan la percepción del sabor de los alimentos, pero generalmente mantienen la capacidad gustativa intacta.

Hay también personas que pierden completamente el olfato de manera temporal como producto de un trauma que cercene el nervio olfatorio. Afortunadamente, en estos casos las nuevas neuronas que se producen por la neurogénesis extienden sus axones hacia el bulbo, llegándose a recuperar totalmente la capacidad olfatoria en la mayoría de los casos. La anosmia puede ser también permanente, debido a causas genéticas innatas o a la aparición de pólipos nasales. Algunas patologías más inusuales causan fantosmia, que consiste en que se huele de manera imaginaria substancias que en la realidad no están presentes.

Junto con el envejecimiento comienza a verse afectada una serie de procesos fisiológicos y neurológicos. La percepción del gusto y el olfato no son la excepción, y con el pasar de los años la capacidad para discriminar olores y sabores va decayendo. En el caso del olfato, se ha demostrado que la tasa de neurogénesis se va reduciendo, y consecuentemente el número total de la población de neuronas va disminuyendo. En cuanto al gusto, con la edad se reduce el tamaño de las papilas gustativas y pierden sensibilidad las células gustativas disminuyendo la capacidad de percibir lo dulce o lo salado. Consecuentemente las personas mayores tienden a aderezar más las comidas, salarlas más en un intento de sentir el gusto y los sabores más nítidamente.

En algunas neuropatologías asociadas al envejecimiento y neurodegeneración (muerte neuronal) también se reduce severamente la capacidad de discriminar olores. Tal es el caso de personas que padecen enfermedades como Alzheimer o Parkinson, como comentábamos en otros capítulos. De hecho, la pérdida de la capacidad olfatoria es uno de los síntomas precoces de estas enfermedades, que se manifiesta mucho antes de que aparezcan los síntomas más característicos, tales como la pérdida de memoria en el Alzheimer o los temblores incontrolables en el Parkinson. Ambas enfermedades producen pérdida de función neuronal debido a la agregación de proteínas dañinas, fenómeno que comienza a visualizarse en regiones del cerebro implicados en el procesamiento de información olfatoria antes que en otras zonas. Investigaciones recientes en las células troncales (basales) del epitelio olfatorio lograron que estas células se diferenciaran en neuronas olfatorias en el laboratorio. Esto tiene excelentes proyecciones terapéuticas para quienes han perdido sus neuronas olfatorias por diversas patologías e incluso para quienes han perdido neuronas en regiones del cerebro que han sufrido muerte neuronal, como en las mencionadas antes. Es concebible la posibilidad que las células troncales del epitelio puedan ser implantadas en dichas regiones para repoblarlas. Algo extremadamente importante en tal caso es que se podrían obtener las células troncales olfatorias a partir de biopsias extraídas del mismo paciente, esquivando el serio problema de rechazo característico de los trasplantes.

Llama la atención que un síntoma que está estrechamente relacionado con la pandemia que azotó al mundo a partir de 2019 debido al coronavirus SARS-CoV-2, causante de la enfermedad COVID-19, sea precisamente la pérdida del olfato y del gusto en la mayoría de los casos. En tiempos de esta pandemia, la probabilidad de que alguien que ha perdido de manera súbita la capacidad de oler tenga COVID-19 se ha estimado entre el 40 y el 80%, una probabilidad mucho mayor que otros síntomas de la enfermedad, como fiebre y dolor de cabeza. Justamente esta alta prevalencia del síntoma ha ayudado a generar conciencia en el mundo sobre la relevancia de estos sentidos y que la comunidad científica invierta grandes esfuerzos en comprender las causas que subyacen estas alteraciones.

Investigaciones recientes identificaron que el coronavirus SARS-CoV-2 ataca a las células de soporte del epitelio olfatorio y no a sus neuronas sensoriales, debido a que solo las primeras expresan en su membrana las proteínas ACE2 y TMPRSS2 que son necesarias para la entrada del virus a la célula, ya que interactúan con la proteína *spike* del coronavirus. Podemos especular que esto lleva a la muerte de las células de soporte e indirectamente afectan a las neuronas, por cuanto estas últimas son provistas de la glucosa que requieren para que los cilios puedan producir el ATP que utilizan para la quimiotransducción; además la muerte de las células de soporte afecta la integridad física del epitelio. También se ha demostrado que las neuronas sensoriales pierden sus cilios. Aparte de lo anterior se produce inflamación, aunque sin el aumento de secreción o mucosidad característico de otras enfermedades respiratorias, y adicionalmente se observa una disminución de la neurogénesis, dos factores que podrían afectar la capacidad de oler. Recientemente se han hecho estudios genéticos en pacientes que han sufrido pérdida de olfato al ser infectados por SARS-CoV-2 y comparado con aquellos que no presentaron este síntoma. Se encontró que los pacientes que presentaron pérdida de olfato tenían alteraciones en dos genes *UGT2A1* y *UGT2A2*. Estos genes codifican para proteínas que se encuentran en el epitelio olfatorio y que tienen la función de eliminar los odorantes que entran a la cavidad nasal y se unen a los receptores olfatorios. La incapacidad de eliminación de los odorantes generaría grandes distorsiones en la capacidad olfatoria, por lo que otro factor involucrado en la pérdida de olfato por COVID-19 podría tener también un componente genético.

Muchos pacientes reportan sufrir parosmia después de la pérdida total del olfato. En esta condición, odorantes que están presentes son olidos de una manera distorsionada, es decir, olores normalmente agradables o que resultan indiferentes son sentidos como olores desagradables, como a excrementos, a podrido o a gasolina. Algunos investigadores creen que la parosmia puede estar asociada a que neuronas olfatorias que van naciendo proyectan sus axones a glomérulos equivocados. Esta condición puede ser incluso más molesta que la anosmia.

Causas equivalentes podrían ser responsables de la pérdida del gusto. Corrientemente, la pérdida completa o parcial del olfato causada por este virus dura entre dos a cuatro semanas, aunque en algunos casos puede extenderse por muchos meses. La recuperación lamentablemente es lenta y se recomienda en el caso de aquellos pacientes con pérdida de capacidad olfatoria de largo plazo, que reentrenen a sus circuitos neuronales. Por ejemplo, que diariamente huelan olores cotidianos como café o limón y otros que les generen respuestas emocionales para que las memorias y el aprendizaje asociados a ellos les ayuden a volver a percibir los olores adecuadamente.

La tecnología ha ido avanzando en las últimas décadas para poder dar soluciones tecnológicas a la identificación y detección de moléculas volátiles. Estos detectores, que podrían llamarse narices artificiales primitivas, son equipos diseñados para detectar gases o explosivos peligrosos para la salud humana u otras moléculas químicas que representen alguna amenaza para las industrias. Estos instrumentos electrónicos han sido diseñados para usos específicos, pero carecen de la selectividad, estabilidad de la identificación de moléculas, bajo ruido de fondo, invarianza de la concentración, combinatorialidad del sistema olfatorio y de la capacidad de discriminar una gigantesca variedad de odorantes que tiene el sistema olfatorio. Es por esto que actualmente la comunidad científica está realizando abundantes esfuerzos para generar narices artificiales híbridas de última generación que combinen los componentes biológicos (receptores olfatorios) con circuitos electrónicos, y de este modo poder beneficiarse de todas las propiedades que poseen los circuitos olfatorios de mamíferos. Esperemos que este campo siga avanzando para poder brindar soluciones a pacientes con discapacidad olfatoria.

Referencias

1. Purves D. *Neurociencia* 5ta Edición. Editorial medica panamericana, 5 edn (2016).
2. Farbman AI. *Cell biology of olfaction*. Cambridge University Press (1992).
3. Buck L. Nobel Lecture: Unraveling the sense of smell. https://www.nobelprize.org/prizes/medicine/2004/buck/lecture/.) (2004).
4. Shaikh FH, Soni A. Physiology, Taste. *StatPearls Publishing.* (2022).
5. Wilson CD, Serrano GO, Koulakov AA, Rinberg D. A primacy code for odor identity. *Nat Commun* **8**, 1477 (2017).
6. Smear M, Resulaj A, Zhang J, Bozza T, Rinberg D. Multiple perceptible signals from a single olfactory glomerulus. *Nat Neurosci* **16**, 1687-1691 (2013).
7. Zhao GQ, *et al.* The receptors for mammalian sweet and umami taste. *Cell* **115**, 255-266 (2003).
8. Peng Y, Gillis-Smith S, Jin H, Trankner D, Ryba NJ, Zuker CS. Sweet and bitter taste in the brain of awake behaving animals. *Nature* **527**, 512-515 (2015).
9. Jin H, Fishman ZH, Ye M, Wang L, Zuker CS. Top-Down Control of Sweet and Bitter Taste in the Mammalian Brain. *Cell* **184**, 257-271 e216 (2021).
10. Vetere G, *et al.* Memory formation in the absence of experience. *Nat Neurosci* **22**, 933-940 (2019).
11. Brann JH, Firestein SJ. A lifetime of neurogenesis in the olfactory system. *Front Neurosci* **8**, 182 (2014).
12. Alonso M, *et al.* Activation of adult-born neurons facilitates learning and memory. *Nat Neurosci* **15**, 897-904 (2012).
13. Wang L, *et al.* The coding of valence and identity in the mammalian taste system. *Nature* **558**, 127-131 (2018).
14. Wilson E. *Naturalist*. Time Warner Company, Washington DC. (1995).
15. Piqueret B, *et al.* Ants detect cancer cells through volatile organic compounds. *iScience* **25**, 103959 (2022).

16. Deisseroth K. Optogenetics: 10 years of microbial opsins in neuroscience. *Nat Neurosci* **18**, 1213-1225 (2015).

E D I T O R I A L   U N I V E R S I T A R I A

www.ingramcontent.com/pod-product-compliance
Lightning Source LLC
LaVergne TN
LVHW050831051026
849532LV00008B/3225
* 9 7 8 9 5 6 1 1 2 9 8 2 5 *